U1076620

中医名家讲堂系列图书

杨春波

脾胃病十讲

黄恒青 主编

内 容 简 介

本书以国医大师杨春波近五十年发表的文献、出版的著作及会议的讲稿为基础，收集整理其有关脾胃学科理论探新及常见脾胃病诊疗经验。书中包括“脾”理论的本质探讨；“脾为生痰之源”的认识及显痰、隐痰的提出；脾虚证、脾胃湿热证的现代研究；消化系统疾病的中医发病观和诊疗思路；炎症的中医认识和治疗；慢性胃病、溃疡性结肠炎等的治疗及对脾胃学科发展的思考。本书力求把国医大师杨春波在脾胃学科领域的理论认识及临床实践的精华较完整地呈现给读者。

本书可供从事中医或中西医结合等脾胃病相关专业的医师或学者学习和借鉴。

图书在版编目(CIP)数据

杨春波脾胃病十讲 / 黄恒青主编. —北京：科学出版社，2019.9

(中医名家讲堂系列图书)

ISBN 978-7-03-062063-7

Ⅰ. ①杨… Ⅱ. ①黄… Ⅲ. ①脾胃病—中医临床—经验—中国—现代 Ⅳ. ①R256.3

中国版本图书馆 CIP 数据核字(2019)第 169077 号

责任编辑：陆纯燕 / 责任校对：谭宏宇
责任印制：黄晓鸣 / 封面设计：殷 靓

科学出版社 出版
北京东黄城根北街 16 号
邮政编码：100717
http://www.sciencep.com
南京展望文化发展有限公司排版
广东虎彩云印刷有限公司印刷
科学出版社发行 各地新华书店经销

*

2019 年 9 月第 一 版 开本：B5(720×1000)
2024 年10月第十次印刷 印张：5 1/4
字数：82 000

定价：60.00 元

(如有印装质量问题，我社负责调换)

编委会

主　审

杨春波

主　编

黄恒青

副主编

柯　晓　　王文荣　　胡光宏

编　委

黄恒青　　柯　晓　　王文荣

胡光宏　　张海鸥　　付肖岩

骆云丰　　杨永升　　毛幸迪

任　彦　　黄铭涵　　方文怡

敖俪元　　李世琪　　郑泽宇

序

杨春波老先生是我非常尊敬且钦佩的长辈，治学严谨，德高望重，为人谦逊，虚怀若谷，精研中医理论，广纳中西之长，毕生致力于中医药事业，他常对青年医师谈及三点希望："认真传承、努力实践、积极创新"，强调"在把握疾病中医宏观、整体规律的同时，探索微观、局部病理变化的中医认识，是发展中医学的重要内容"。杨老一生勤于临证及学术研究，对脾胃学说、温病学和中医"证"有深入研究，其学术水平之高，值得同仁学悟。杨老虽已耄耋之年，但仍为光大岐黄医药之业而殚思极虑，总结临床经验，著书立说育人，令吾辈感佩！

我有幸先睹集杨老几十余载脾胃病理论研究与临证经验总结的著作《杨春波脾胃病十讲》。该书涵盖了"继承、探新、发展中医脾胃学说""'脾'理论的临床应用及本质探讨""炎症的中医认识和治疗""脾胃湿热理论及其应用""慢性胃病治疗经验""溃疡性结肠炎的认识与治疗"等重要内容，突出体现了杨老的学术思想及理论成果，如"脾虚证"可涉及多科、多系统的一百六十余种中西医病症；根据周身、局部和炎症的辨证结果，可有 12 种治法论治炎症；率先提出慢性萎缩性胃炎的中医病名为"胃痞"，并提出慢性萎缩性胃炎从肾论治的学术观点；在全国率先开展脾胃湿热证的现代科学研究，并提出了脾胃湿热证的辨证标准，均被中华中医药学会脾胃病分会采纳；基于"脾胃湿热证"的研究，独创"清化饮"及"清化肠饮"等验方。纵观全书，内容丰富、理论认识独到，临床经验殷实，是杨老学术思想与实践经验相结合的宝贵财富。可供同道学习和借鉴。

从古至今，在中医学发展的历史长河中，可以看出中医学术的充实和发展，无一不是在学习并总结前人理论和经验的基础上，再经过后世医家的临床实践，不断探索、不断充实，逐步完善而成，而每位医家的学术思想，又无一不是经过实践探索、争论争鸣，最终开花、结果。《杨春波脾胃病十讲》的出版恰恰印证了“梅花香自苦寒来”的哲理，凝聚着杨老及其团队的心血和智慧，一定对推动中医学理论的创新和发展起到重要的启迪作用。

佳作付梓之际，邀余作序，有感于此，乐而为之。

张旭东

己亥初夏于京华

杨春波教授简介

杨春波，主任医师，教授，博士生导师，是福建中医药大学附属第二人民医院名誉院长，国家临床重点专科（中医专业）——脾胃病科、国家中医药管理局重点专科——脾胃病科学术带头人，福建省中医重点专科——脾胃病科学术带头人，“十五”国家科技攻关计划“名老中医学术思想、经验传承研究”课题对象，全国第二、四批老中医药专家学术经验继承指导老师，福建省名老中医，广州中医药大学客座教授。他担任世界中医药学会联合会消化病专业委员会名誉会长，中华中医药学会内科分会、脾胃病分会顾问，中国中西医结合学会消化系统疾病专业委员会顾问，《中国中西医结合消化杂志》高级顾问，《世界华人消化杂志》总顾问，福建省中医药学会、内科分会顾问，福建省中医药学会脾胃分会名誉主委，福建省中西结合学会消化病分会顾问，第八、第九届全国人大代表，第六届福建省政协常务委员。他被评为全国卫生系统模范工作者、福建省优秀中医药工作者。他曾获中华中医药学会首届中医药传承特别贡献奖，享受首批国务院特殊津贴。

杨春波从事医疗、教学、科研工作六十余年，对脾胃学说、温病学和中医“证”有深入研究。率先提出慢性萎缩性胃炎的中医病名为“胃痞”，并提出慢性萎缩性胃炎从肾论治的学术观点，被中华中医药学会脾胃病分会采纳。在溃疡性结肠炎的研究中，提出大肠湿热是该病活动期的基本中医证型，采用清热化湿为主进行治疗，取得良好的疗效；他提出温病的分类首先应按临床发病的特点出发，分为时温（四时温病含风温、春温、暑温、伏暑、秋燥、冬温）、温疫、温毒三类；其次在每种温病下，按病邪的性质分温热和湿热两类。温热的治疗当以卫气营血辨证为主，以清热为大法；湿热的治疗当以三焦辨证为主，以清热和祛湿为总则。他提出，乙型脑炎为“疫性暑温”，分卫气同病（轻型）和气营两燔（重、极重型）2个证型，分别施以清热解毒、清营解毒为主治疗，明显提高疗效，获得仅2.46%死亡率和无后遗症的佳绩。他在全国率先开展脾胃湿热证的现代科学研究，提出脾胃湿热证具有一定的生物学基础，主要呈亢进性、失调性和代偿性的综合病理反应，并召开全国性的脾胃湿热证的学术研讨会，提出了脾胃湿热证的辨证标准，被中华中医药学会脾胃病分会采纳。

他擅长内科，尤精于消化系统、发热性等疾病，善于发扬中医学术特点，讲究辨证论治巧配方药，创制有胃炎Ⅰ号、Ⅱ号和清化饮口服液、益肾潜阳合剂、益胃宁、仙叶合剂、清化灭幽胶囊等院内制剂。他主持科研课题16项，获福建省科技进步奖二等奖1项、三等奖2项，中国中西医结合学会科学技术奖三等奖1项，福建省医药卫生科技进步奖一等奖3项、二等奖1项，中国中医研究院协作奖1项。主编和参编著作22部，代表作有《现代中医消化病学》《脾胃学说与临床》等；发表论文78篇；培养学术传承人8名、博士生1名、硕士生9名。

目录

第一讲
继承、探新、发展中医脾胃学说

脾胃学说是中医学的重要内容，它对人类的保健、防病和医疗、康复有重要指导意义，被历代医家所重视。在努力弘扬、发展中医学术的新时代，脾胃学说也自然成为重点研究的课题。

要发扬、发展中医脾胃学，必须在认真继承的基础上，依据理论，用中医传统和现代科技相结合方法，从多方面组织、开展科学研究和学术交流，重视成果的转化和推广，深化人才培养，以推动脾胃学科的不断发展。

一 理论为核心，促学科发展

理论是学术的灵魂，就一个学科的发展而言，首要是理论的进步和创新；就继承来说，理论的继承才是根本的继承，因为没有理论的实践是盲目的实践；况且中医理论主要在临床人的身上表现，临床学科也与理论密不可分，因此，拟定会议名称时就称“脾胃”会，明确以脾胃理论为指导核心。每次召开的学术会议，都以一种脾胃理论为主题，从临床应用、老中医经验、文献整理、证的观察、方药实验、护理食疗等进行研讨。先后对“脾为生痰之源”“脾主肌肉”“脾为气血生化之源”“脾为卫之源”等理论进行探研交流，提高了理论水平，拓宽了思路，使之更好地指导医疗、促进实践。

二 多学科参与，各角度探讨

由于中医脾胃的多功能性，病理涉及的广泛性，所以对它的临床应用、现代学含义的探讨，必然要多学科参与，多角度、多层面揭示，有各科中医、西医、中西医结合、临床、基础、文献、药学、针灸、推拿、功法、护理、食疗等各种专业人员参与，使脾胃病学术活动内容丰富多彩，思想开放活泼，呈万花齐放、百家争鸣、自由讨论的气氛。初步了解到脾胃理论在内科、儿科、外科、皮肤科、妇产科、五官科、肿瘤科等一百六十余种病中都有应用，且与消化系统疾病最密切相关。

三 察宏观规律，探微观变化

从整体宏观把握、恒动综合分析，中医学对人的健康和疾病的认识，具体就是证的表现及其演变的辨别。正常人的“脾胃质”表现，各种脾胃病理变化的呈现都有它的规律，我们的任务就是要对这种宏观变化进行系统观察、正确认识，使之成为可掌控、可重复、经得起实践检验的理论，这是脾胃学研究的重要内容。有诸内必形诸外，由于中医传统的观察方法的局限，我们必须借助现代科技的方法对脾胃体质、脾胃病变进行研究，深入人体微观世界，探索宏观规律的微观变化，促进对中医理论认识的进一步引申和提升，使之逐步向现代化推进。我们对脾胃湿热证的研究表明，该证的病理反应，涉及多层次、多系统，使之有了立体的病理概念。

四 关键在实践，重点是效益

脾胃学说与中医学其他理论一样，它的产生、发展均来自保健、医疗的实践，由于时代背景和实践基础的不同，产生的各种诊疗技术及学术主张均需在现代保健、医疗的实践中进一步考察和验证，因为“实践是检验真理的唯一标准”；证的表现、组合，脾胃学说的进一步应用和现代含义的探讨，以及新规律的发现，也需在保健、医疗的实践活动中才有可能实现。因为脾胃学说目前还只能在人身上体现，当然动物模型的仿造及实验研究的实践，也需积极进行，所以保健、医疗的实践活动自然成为发展脾胃学说的关键。但重点是效益，包括学术、社会、经济等效益，发挥中医脾胃学说对人类健康的保护，对相关疾病的诊治，以及促进中医学、现代医学的发展，做出更大贡献，从而带来更大社会效益和相应的经济效益。我们对慢性萎缩性胃炎的证治、脾胃湿热证的临床表现和十二指肠溃疡活动期中医证的分类等，都是通过临床调查或治疗反馈而确定。

五 "脾胃"是征象，多方究本质

多年的学术交流和科学研究，使我们进一步明确了中医的"脾胃"具有多种生理功能，它的病理变化有独特的"脾胃象"。这种"脾胃象"，包含着体现疾病发展演变过程中的中间型，病情转重的中等程度及特征性的病理变化。虚证表现在消化、吸收功能，肌肉运动功能及相关系统各种病理反应中度低下或失调，或分泌物色白、清稀，或创口苍白、久不愈合；实证表现在以上各方面及病理反应的中度亢盛或失调，或分泌物色黄、黏稠，创口红肿热痛等，这些"脾胃象"在消化系统疾病中常见，其他系统也可出现。治疗上从调理脾胃入手，可获同等疗效。这种作用机制的揭示可明确中医"脾胃"的本质，其中孕育着新的理论。

六 当代著名老中医，具有五六十年在医疗、教学、科研第一线精勤奋斗的历史

当代著名老中医基础深厚，学识渊博，经验宏富，庶有创建，不仅对中医经典精熟、理论深研，且通晓史哲，能诗善艺，还学习过西医学，接受过辩证唯物主义的教育，广益众智，重视实践，精于辨证，勤于总结。他们对脾胃学说的研究，在理论上造诣较深，多具新见；在临床上思路广阔，善于发挥，极大地丰富了脾胃学说的内容，有力地促进脾胃学说的发展，是一份非常宝贵的医学财富。对于中医的医疗、教学和科研来说，他们不仅有现实指导意义，而且必将产生深远影响。

第二讲
“脾”理论的临床应用及本质探讨

“脾”理论是祖国医学脏象学说中的一个重要内容。“脾为后天之本”，“脾”在人体生理上的重要作用，决定了“脾”理论在临床应用的广泛指导意义。许多疾病按“脾” 理论进行防治，有助于疗效的提高和巩固。

一 “脾”理论的临床应用

1. 在内科相关疾病方面

消化系统疾病中的溃疡病、慢性胃炎、胃下垂、胃黏膜脱垂、胃内植物性结石、慢性肠炎、慢性痢疾、消化不良、胰腺炎、肝炎、肝脓疡等都会出现脾气弱，或脾阳衰，或脾阴虚，或脾气下陷，或湿(湿热)困于脾等病理变化，使脾的运化功能障碍或紊乱，需用不同的调脾、健脾或祛湿的方法治疗，使脾的功能恢复正常。70%～95%的溃疡病表现为脾胃虚弱或脾胃虚寒，用小建中汤、香砂理中汤或黄芪建中汤等治疗均可取得较好的疗效。据观察，慢性胃炎有 1/3 表现脾虚。其中浅表性多为脾气虚，萎缩性多为脾阴虚，肥厚性多为脾虚湿阻，用香砂六君子汤、益胃汤、桂附理中汤等治疗，近期疗效尚满意。胃下垂、胃黏膜脱垂用补中益气汤加减治疗，每能取效，有人用该方加减治疗胃下垂 103 例(其中伴肝下垂 38 例，伴肝脾均下垂者 5 例，伴肾下垂者 21 例)，治疗后上升至正常者占 52.4%。小儿慢性腹泻方面，有人报道 35 例小儿慢性腹泻者全属脾气虚，用四君子汤为主治疗取得满意疗效。小儿消化不良，多数为虚寒型，用扶脾助胃及温中固肠法治疗，治愈占 86%。有人报道 47 例慢性泄泻者分脾虚气弱、脾阳不足、脾肾阳虚等三型治疗，有效率为 63.8%。有人报道 53 例慢性痢疾中30.2％为脾虚型，17％为脾肾两虚型，并认为脾虚是一个重要的成因。急性胰腺炎多表现为脾胃实热或脾胃湿热，用通里攻下，清热解毒、理气开郁等法治疗，总有效率可达94.9％。脾运障碍是肝炎早期的主要病机之一。急性期的“湿热交蒸”“肝郁气滞”，慢性期的“脾虚气郁”等，都是治疗肝炎中必须重视的问题。有人提出，治疗肝炎要掌握“疏泄不可太过，补脾不可太壅，祛湿不可太燥，清热不可太寒，祛瘀不可太破，养阴不可太腻”等治疗原则，这些都说明对脾的重视。有人把慢性肝炎分为八个类型，其中有一半以上涉及脾的问题，用四君子汤加味治疗，可取得一定疗效。肝脓疡在切开引流后，体温下降，疼痛减轻时，就需要注意选用健脾益胃、清热养阴和补益气血等治疗方法。

呼吸系统疾病中的气管炎、肺结核、渗出性胸膜炎等，可根据“脾为生痰之源”“健脾养肺”“脾喜燥”等理论，选用健脾、祛湿、化痰的方药治疗。慢性支气管炎的形成过程，脾虚是一个重要的中间型，福建省慢性支气管炎研究协作组厦门防治点的研究资料表明，脾虚者可占30.24％，寒痰和湿痰共占53.69％；还发现脾虚患者口服抗生素常有较明显的胃肠道反应，湿重生痰的患者用抗胆碱药或利尿药（氢氯噻嗪）治疗，可使痰量减少。有人提出肺结核的静止阶段常出现脾阳虚，要采用“补土生金”的方法治疗。渗出性胸膜炎有人用健脾利湿及逐饮化痰药物治疗，收效较快，胸膜粘连少。

心血管系统疾病中的心力衰竭（脾虚水泛）、冠心病（脾虚痰阻）、高血脂症（脾运失常）、中风（脾虚痰壅）、高血压（痰浊内阻）等可应用健脾化痰，或益脾利湿的方药治疗。如肺源性心脏病的水肿，有人报道用健脾化湿之剂——五皮饮治疗，有一定疗效。心包积液亦有人报道用健脾渗湿、温化痰饮的苓桂术甘汤为主治疗，竟获痊愈。冠心病中痰瘀是其主要矛盾，有人分析40例冠心病患者中，兼痰阻者占15例，可用瓜蒌薤白半夏汤、小陷胸汤治疗。蒲辅周老中医用温脾利湿、和胃涤痰的加味温胆汤治疗1例夹痰湿的顽固性心绞痛，获得满意效果。有人将急性心肌梗死分为寒痰瘀血和热痰瘀血两型进行治疗，死亡率仅为14.3％；并且认为化痰活血药可预防和减少梗死的发生，具有消除血栓的作用。临床上泽泻、山楂肉、莱菔子等有降低血脂的作用，如见脂质吸收代谢紊乱，可用健脾、消痰药物治疗。温脾散寒的吴茱萸冲剂治疗高血压，182例中显效者达40.1％。血液病中的各种贫血、血小板减少性紫癜、粒细胞减少症等，可以根据“脾统血”“脾为气血之乡”“脾为生化之源”等理论，选用归脾汤、八珍汤、补血汤等治疗可获得一定效果。有人报道用归脾汤加减治疗血小板减少性紫癜 19 例，结果治愈 11 例，有效 7 例，无效 1 例。也有报道用补中益气汤加减治疗白细胞减少 30 例，其中 27 例有效。

泌尿系统疾病中的肾炎、肾盂肾炎、肾下垂、肾功能障碍、尿毒症、前列腺炎、乳糜尿等，可有湿阻水停，或湿热内蕴，或脾气下陷，或脾虚水泛等病理表现，宜分别采用健脾祛湿利水、健脾清热利湿、健脾升陷、健脾温阳等法治疗。肾炎中脾虚是一个重要类型。此型常见于急性肾炎的中、后期和慢性肾炎的水肿期，以及水肿消退后的蛋白尿为主期。有人报道 100 例慢性肾炎（水肿期）中，属脾阳虚为主者占 46 例，用补脾阳为主治疗，结果基本治愈者 12 例，显效者 13 例，有效者 15 例，无效者 6 例。肾盂肾炎的治疗，急性期宜清热健脾利湿，其中湿重热轻用加减分清饮，脾虚湿困用苓桂术甘汤或参苓白术散，后期则用培补脾肾法。有人提出健脾能改善肾功能，尿毒症的出现主要是脾、肾功能的衰退，用温肾健脾利湿药来纠正酸中毒及贫血，可使血中非蛋白氮明显下降。曾治疗 1 例患 13 年慢性肾炎引起的尿毒症患者，血中非蛋白氮高达 107 mg%，服用温脾泄浊药 23 天后，下降至 38 mg%。有不少报道用补中益气汤治疗肾下垂、乳糜尿，均可取得显著疗效。也有人用补中益气汤合滋肾丸治愈前列腺肥大所致的尿潴留。

内分泌系统疾病中的乳房小叶增生、糖尿病、肥胖症，可用健脾益气，或补脾阴，或健脾消痰等方法治疗。男子乳房发育患者中有部分属痰气凝结者，有人用十六味流气饮，间服小金丹治疗，可获显效。糖尿病中的中消，常用大量黄芪、淮山药益脾气增脾津，而施今墨老中医则喜用苍术配玄参，认为苍术能敛脾精，对降低血糖有作用。有人用健脾化痰湿兼理气药治疗 1 例女性单纯性肥胖患者，服药 23 剂后体重减少 8.5kg，经 5 个半月的治疗，基本恢复常态。

神经系统疾病中的神经官能症、重症肌无力等，可根据“脾藏意”“脾藏营”和“脾主肌肉、四肢”的理论，选用归脾汤、甘麦大枣汤、黄芪建中汤、补中益气汤等方剂治疗。有人报道 300 例神经衰弱中脾阳久虚和心脾两虚者共占 63.4%，用补中益气汤、归脾汤等治疗有效率达 90%。用归脾汤加减治疗脑外伤后综合征 88 例，痊愈者占 45.5%，显效者占 34%，好转者占 20.5%。重症肌无力中脾虚中气不足者，用补中益气汤治疗，可取得较好效果；有人用健脾益气、补肾壮阳法为主治疗 41 例，临床治愈者占 29.3%，明显好转者占 41.5%。

其他如低热，有人报道 70 例中脾虚者占 75.5%，经用四君子汤加味治疗，近期治愈者占 58.5%。有人介绍 1 例肺炎、败血症、鹅口疮患儿，1 个多月热不退，经用各种抗生素和激素治疗未见效，表现脾阴受损，用七味白术散治疗，3 剂药后热清。

2. 在妇科相关疾病方面

月经不调、闭经、滞下、子宫脱垂、妊娠中毒症、习惯性流产、产后尿潴留等，常出现脾气弱，或脾阳衰，或脾阴虚，或脾不统血，或脾气下陷，或湿热下注，或水湿内停等病理变化，可分别采用健脾理血、健脾益气、健脾统血、健脾和胃、健脾祛湿、健脾举陷等法治疗。有人报道妊娠水肿 145 例中脾虚肿满者占 52%，用健脾平肝、利湿消肿法治疗，症状多在 5 天内消失。用六君子汤加味，治疗妊娠呕吐 93 例，服药 2 剂呕吐止者 50 例，4 剂止者 24 例，其余在服药 6～14 剂止。有人介绍功能性子宫出血 80 例中，属脾不统血者 31 例，气不摄血者 6 例，用补中健脾法治疗，有效率为 96%。用补中益气汤为主治疗子宫脱垂 387 例，治愈者 71.6%，好转者占 23.5%；用于治疗妊娠期尿潴留，亦有显著疗效。有人用春泽汤治疗产后尿潴留，服药 3 小时后可自行排尿。

乳腺炎、子宫肌瘤、卵巢囊肿等患者可出现脾虚或湿聚、痰凝的证候，宜用健脾运湿、消痰化结方药治疗。有人用豁痰药远志治疗急性乳腺炎，取得一定疗效；还有人介绍用陈皮、甘草等理气健脾药治疗急性乳腺炎 12 例，取得痊愈。有人报道用扶脾胃、调营血的方法治愈 1 例卵巢囊肿。亦有人报道用健脾和胃软坚法治愈 1 例子宫肌瘤。

3. 在外科相关疾病方面

湿疹疮口久不收敛，创面分泌物稀而多等，据“脾主运化”“脾主肌肉”“脾主湿”理论，可选用健脾祛湿、健脾生肌的方药治疗。化脓性骨髓炎中已溃余毒未尽，或脓稀肿硬不消者，用八珍汤加味补脾益气、养血托里、消肿；对溃延日久，兼脾虚气滞者，用香砂六君丸、人参健脾丸等治疗，可取得较好疗效。赵炳南老中医，用健脾益气养血法治疗 1 例颈痈合并败血症（在溃破期疮面较大，久不收口，肉芽组织生长缓慢）的患者，取得很好的疗效。慢性阴囊湿疹，有人用健脾燥湿或清热利湿法治疗 145 例，痊愈者占 51.1%，显效者占 33.8%。

肿瘤的治疗，有人把益气健脾列为扶正法的第一法，认为晚期癌症患者，较长期地服用少量人参，可以延长生存时间。用益气健脾和胃药物，往往可以减少化疗所致的各种胃肠道反应，减轻化疗对造血功能的损害。有人介绍1例直肠癌伴溏便患者，大便每日达14次，用补脾升阳药后大便成形，日减至4～5次。亦有人报道1例肝癌腹水患者采用健脾益气法治疗后，腹水方告消退。支气管肺癌患者中脾虚痰湿者，用益气健脾法治疗可取得疗效。

4. 在五官科相关疾病方面

口腔炎、眼底炎症、睑腺炎、梅尼埃病、鼻黏膜炎等，可出现脾气虚、湿聚、痰凝等病理表现，应分别选用健脾、渗湿、消痰等法治疗。有人报道中心性视网膜脉络炎属脾肾阳虚型者，宜益气升阳、补益脾肾；属痰湿内阻型者，应化痰利湿，可使眼底黄斑区渗出物逐渐吸收，水肿减退，中心凹反射恢复或明亮。有人用《审视瑶函》的清脾散加味治疗睑腺炎37例疗效很好。急性鼻炎、急性鼻窦炎等，常兼脾湿之症，用清脾泻热除湿之剂有效。我们在治疗慢性过敏性鼻炎时，用健脾益气的黄芪建中汤加味可奏效。有人报道复发性口腔炎中脾胃虚弱型占12.15%，可用益气健脾法治疗。蒲辅周老中医用益气清脾法，取补中益气丸、封髓丹加减，服药9剂，治愈1例患病多年的口腔溃疡患者。有人认为梅尼埃病属中医学“冒眩”的范围，是由于痰饮水气停留于胸胁、胃脘部位，清阳不升所致。有人报道用泽泻汤加味治疗，效果显著。其痰饮内停型，也有选用二陈汤、温胆汤、导痰汤或苓桂术甘汤等治疗；脾胃阳虚型则选用吴茱萸汤治疗。蒲辅周老中医用补中益气汤加味治愈1例病已十多年的患者；我们常用温胆汤合磁珠丸亦取效。

二 “脾”本质的探讨

“脾”本质的探讨，多数从有关疾病临床所表现的脾气虚、脾虚寒和脾气滞等方面进行分析。也有从健脾、理脾方药的动物实验着手。虽然这仅是一个开端，有些实验结果甚至还出现不一致，但初步可以看出，中医学的“脾”是包括机体内多个器官、系统的综合功能单位（消化吸收功能、神经功能、内分泌功能、造血功能、能量代谢功能、水液代谢功能、免疫功能、肌肉运动功能、病理组织学方面等）。

第三讲
脾虚证现代研究的认识

脾虚证的现代研究，从临床到实验室都做了大量工作，积累了丰富经验，取得了很大进展，提高了中医学术水平，促进了中医学向现代科学方面的发展。但中医的“脾”与其他中医脏象理论一样，具有多种含义，并且要在人身上才能得到充分体现，因此，临床研究显得特别重要。下面就脾虚证的临床研究，谈几点粗浅认识。

一 明确含义

中医“脾”的原有理论和现代研究，都已充分表明它是一个多功能的单位，各种功能之间，既有联系又有区别，既体现生理也反映病理。临床应用涉及多科、多系统的一百六十余种中西医病证，表明了除与消化系统密切外，与其他各个系统都有一定关系。

二 澄清意义

“脾”理论的临床意义，既表现一定病位（细胞、组织、器官、系统）的病变程度，也反映某些病理过程和特定的病理现象，如慢性肝炎脾气虚证的肝细胞变性和纤维组织增生；慢性胃炎脾虚证的浅表性胃炎，脾肾虚证的萎缩性胃炎。还有如气管炎、肾炎、糖尿病等，都有肺—脾—肾的不同病理。

三 求同别异

脾虚证是中医的病理概念;它在不同的西医疾病中的表现具有各自的特点。如胃病的食欲不振、纳后脘闷;肠病的大便溏泄;气管炎的痰多、稀白;肾炎的水肿和食欲不振,或水肿兼大便溏稀;妇科的带下;外科的疮面色白和分泌物稀等,它们之间可能有共同的病理基础,但应发现不同的脾虚表现特点已丰富和完善脾虚证的辨证标准。

四 分级量化

中医传统的辨证标准,以描述性、定性为多,缺乏程度和量的概念,这不利于科学研究和治疗对比。应该对主症做轻、中、重的分级或量的表达,以利于观察、对比和分析,也为建立符合中医学术特点的疗效标准创造条件。

五 从虚求实

从临床上看,单纯脾虚证者极少,而因虚致实和虚实相兼者为多,我们拟选"脾虚生痰湿""脾虚精失敛"为题,从临床实验入手,选择适当病种,建立相应指标,通过治疗反馈,进行研究。

六 团结合作

关于脾虚证的研究,北京、广州等地区已取得很大成绩,但经验告诉我们,采用团结合作的方法,将加速这方面的研究。为此,建议成立全国脾虚证研究协作组,由北京、广州牵头,按不同的"脾"理论,分设若干课题组,每组分临床和实验相结合进行研究。

附　慢性胃炎虚证的临床研究

依据我们的临床资料，慢性胃炎的虚证，主要表现为脾虚和脾肾虚。脾虚是普遍的征象，脾肾虚约占60%。探索"证"的现代病理含义，不仅能揭示"证"的实质和为辨证寻找客观指标，且能指导治疗用药、提高疗效水平。为此，我们选用多指标的方法对慢性胃炎的脾虚和脾肾虚进行了临床研究。现将结果介绍如下。

一、资料与方法

1. 资料

本组161例患者均有慢性胃病史，并经胃镜和胃黏膜活检确诊(诊断标准，依据1983年全国胃炎诊治座谈会纪要)为慢性胃炎，患者住院治疗。辨证标准按1986年全国中西医结合虚证专业委员会修订的中医虚证辨证参考标准，结合慢性胃炎的脾肾虚临床特点修订。

(1) 脾虚：食欲不振，或食后脘闷不舒，喜轻按，头晕，四肢乏力，大便溏软或稀薄。舌淡或淡红偏淡、苔白，脉虚缓或细而无力。

(2) 脾肾虚：除脾虚见证外尚见头晕耳鸣，腰膝酸软，夜尿频或多，或小便难尽，或尿失禁。舌淡或淡红、苔白，脉两尺弱。

161例中男105例，女56例；年龄21～67岁，以40～44岁为多，占44.78%；病程1～30年，以1～5年为多，占45.52%；属浅表性胃炎59例，浅表性并萎缩性胃炎16例，萎缩性胃炎86例；辨证为脾虚者64例，脾肾虚者97例。

2. 观察指标

选用胃镜、胃黏膜病理、胃钡餐透视、胃酸(组胺法)、血清胃泌素(放免法)、尿胃蛋白酶原(Anson和Mirsky方法)、尿17-羟类固醇(改良的Potersilber显色法)、自主神经功能(卧立、立卧心电图描记心率法)、末梢血常规等检测方法，于入院后治疗前检测。

二、结果

1. 中医分型与西医分类关系

脾虚组64例中浅表性胃炎、浅表性并萎缩性胃炎、萎缩性胃炎分别为31、5、28例；脾肾虚组97例中三类分别为28、11、58例。脾虚组以浅表性胃炎占多数(48.44%)，与脾肾虚组比 $P<0.05$；脾肾虚组则以萎缩性胃炎占多数(59.79%)，与

脾虚组比较，$P<0.01$，表明脾虚和脾肾虚，反映病情的轻与重。

2. X线检查(胃钡餐透视)

主要观察胃的位置、张力、蠕动和排空。被检查的83例中，呈正常型胃者60例(脾虚31例，脾肾虚29例)；无力型胃者19例(脾虚7例，脾肾虚12例)；高张力型胃者4例(脾虚3例，脾肾虚1例)。两组各型比较，差异均无显著性意义。

3. 胃酸分泌的测定

以注射组胺后最高峰的游离酸为准(无游离酸出现为无酸；30 U以下为低酸；30～90 U之间为正常酸；90 U以上为高酸)。接受胃酸检查的有90例，其胃酸浓度在空腹和餐后脾肾虚组均较脾虚组为低(表1)。表明胃黏膜壁细胞的泌酸功能，脾肾虚组较脾虚组差。

表1　各型患者胃酸浓度测定

两种证型	例数	游离酸(U)		总酸(U)	
		空腹	餐后	空腹	餐后
脾虚	35	25.38	68.06	37.78	83.32
脾肾虚	55	13.89	44.50	25.57	57.19
P		<0.05	<0.01	<0.05	<0.01

4. 血清胃泌素测定

用中国科学院原子能研究所胃泌素放射免疫药箱，以RIA法(双抗体法)测定，结果见表2。血清胃泌素共查42例，脾虚、脾肾虚组均显著高于正常人组；而脾肾虚组又高于脾虚组。

表2　三组血清胃泌素、尿胃蛋白酶原及尿17-羟类固醇含量比较($\bar{x}\pm s$)

不同组别		血清胃泌素(pg/mL)		尿胃蛋白酶原(U)				尿17-羟类固醇(mg)			
		例数		例数	日	夜	24h	例数	日	夜	24h
①脾虚组		22	165.27±154	20	323±223	359±256	687±403	20	4.36±2.27	3.10±1.35	7.46±3.23
②脾肾虚组		20	278.69±187	29	254±195	211±196	465±315	29	3.67±1.57	2.39±1.00	6.07±2.26
③正常人组		34	99±26	21	421±298	339±195	753±420	21	4.87±1.41	3.43±1.06	8.30±2.24
P	①与②		<0.05		>0.05	<0.05	<0.05		>0.05	<0.05	<0.05
	②与③		<0.01		<0.05	<0.01	<0.05		<0.05	<0.01	<0.01
	①与③		<0.05								

5. 尿胃蛋白酶原(简称酶原)测定结果

检查49例(肾功能均正常),其中脾虚组、脾肾虚组、正常人组三组各自日夜间差异规律,均无显著性差异;脾虚组的日和24 h水平比正常人组均低,而夜间水平比正常人偏高,但都没有显著性差异;脾肾虚组的日、夜和24 h水平,都比正常人组显著降低,均有统计学意义;脾虚与脾肾虚两组相比,日水平无显著性差异,而夜间和24 h的水平,却有显著性差异。以上结果表明,脾虚和脾肾虚胃黏膜主细胞分泌功能的昼夜规律都未出现紊乱;胃黏膜主细胞功能脾虚证者略有降低;脾肾虚者则明显降低(表2)。

6. 尿17-羟类固醇含量

共检测49例(肾功能正常)患者的尿17-羟类固醇含量。脾虚组、脾肾虚组及正常人组均表现日高于夜的正常规律;脾虚组的日、夜及24 h尿含量均略低于正常人组,但无显著性差异;脾肾虚组的日、夜及24 h尿含量均较正常人组显著降低;脾虚与脾肾虚两组的日尿含量无显著差异,而夜和24 h的尿含量,则均有显著差异。以上表明脾虚或脾肾虚,仍保持着尿17-羟类固醇的日夜差别规律。脾虚的肾上腺皮质及其调节系统的功能变化不大,机体处于代偿阶段;脾肾虚的下丘脑-垂体-肾上腺皮质轴的功能降低到相当的程度,使机体处于明显的失代偿状态(表2)。

7. 自主神经功能测定

接受检测的107例中,脾虚组41例,其交感神经和副交感神经各种功能状态(亢进用"+"表示,减弱用"—"表示)的分布:交(—)副(—)10例(24.39%),交(+)副(—)8例(19.51%),交(—)副(+)14例(34.15%),交(+)副(+)9例(21.95%);脾肾虚组则分别为交(—)副(—)20例(30.30%)、交(+)副(—)10例(15.15%)、交(—)副(+)22例(33.34%)、交(+)副(+)14例(21.21%)。经统计学处理,两组各种自主神经功能状态均无显著差异。

8. 末梢血常规检查

白细胞总数<4 000者脾肾虚组(12例)较脾虚组(4例)略多($u=1.140\ 574$);两组白细胞总数平均值,虽都在正常范围,但脾肾虚组(5 411)较脾虚组(5 935)偏低;两组比较,差异无显著性意义。血红蛋白检查104例,<13 g者,脾肾虚组(56例)较脾虚组(30例)多($u=1.639\ 31$);两组血红蛋白平均值,脾肾虚组(11.19 g)较脾虚组(11.71 g)低,但差异无显著性意义。

三、讨论

(1) 本组观察结果发现，脾虚证的特点是浅表性胃炎多、胃无力型少、胃酸分泌较高、血清胃泌素偏高、尿胃蛋白酶原偏低、肾上腺皮质功能稍低、白细胞基本正常、血红蛋白偏低；脾肾虚证的特点是萎缩性胃炎占多数、胃无力型多、胃酸分泌减少、血清胃泌素高、尿胃蛋白酶原低、肾上腺皮质功能低、白细胞和血红蛋白亦偏低。

(2) 慢性胃炎的脾虚证和脾肾虚证，与胃黏膜炎变的程度、胃的张力、胃黏膜壁细胞、主细胞和G细胞的分泌功能，以及肾上腺皮质功能、造血功能都有关系。但脾虚证的病变轻、浅表性胃炎多、胃分泌功能轻度异常、造血功能稍差、肾上腺皮质及其调节系统的功能变化不大，处于代偿阶段；脾病及肾时，则表现病变较重、萎缩性胃炎多、胃分泌功能显著异常、明显影响消化和吸收功能、造血功能更差、下丘脑-垂体-肾上腺皮质轴的功能降低到相当的程度，处于明显失代偿状态。这表明慢性胃炎的脾虚证和脾肾虚证，反映着胃黏膜炎变及其分泌功能障碍或失调的轻和重；也提示脾胃影响到造血和内分泌的功能。可见中医脾虚证和脾肾虚证的含义包括不同器官或系统病变的不同程度；同一器官或系统病变的不同程度；以及某些病理过程和一定的病理现象。

(3) 从脾虚证、脾肾虚证与胃酸和血清胃泌素的关系来看，脾虚证者胃酸高，且血清胃泌素也较正常人高；脾肾虚证者则胃酸低，血清胃泌素更高。一般被认为，胃泌素增高，反映着胃酸减少。而以上的情况可能与脾虚证多为浅表性胃炎，且多数在胃窦部，分泌胃酸的壁细胞主要在胃窦部，浅表性胃炎壁细胞没有减少，因此胃酸分泌正常或升高；而脾肾虚证多数为萎缩性胃炎，壁细胞腺体被破坏，胃酸缺少，使胃窦G细胞失去制约而分泌亢进，因此胃酸低、胃泌素更高。但张镜人等报告认为，萎缩性胃炎患者的血清胃泌素低于正常人，与我们观察的结果不一致，可能与萎缩部位有关。

(4) 中医的“证”不只是功能概念，它还与现代的病理学相关，不同的“证”可能存在不同的胃黏膜病理改变。如我们发现，同是浅表性胃炎或萎缩性胃炎，由于脾虚或脾肾虚的不同，却有不同的泌酸功能。

(5) 慢性胃炎脾虚证、脾肾虚证的研究，初步阐述了它的现代病理内涵，为进一步治疗提供了理论依据。这提示对慢性萎缩性胃炎的治疗，除健脾外，应加用益肾药物，以提高和巩固疗效。

第四讲
炎症的中医认识和治疗

把握疾病中医宏观、整体规律的同时，探索微观、局部病理变化的中医认识，是发展中医学的重要内容。

炎症是一种局部的病理变化，但它又是最广泛的病理过程，在各种疾病中占有重要地位，许多疾病在临床现象上往往完全不同，却都以炎症为基础。西医应用抗生素、激素、免疫抑制剂、手术和对症处理等治疗，在某些方面取得了显著效果，但也存在不少问题，对于慢性炎症的治疗，则缺乏理想的方法。中医按炎症的全身反应和局部表现，依据理论进行认识和治疗，具有既调整机体，又作用局部；既免除症状，又抗炎消炎；既消灭病原，又宣泄毒素；既增强抗病能力，又促进炎症修复；还能依据个体的差异和炎症过程的不同变化，采用相应的治法，避免副反应，促进功能恢复，减少后遗症等。临床和实验研究的资料表明，中医药的抗炎机制与西医药不尽相同。因此，积极应用中医药治疗炎症，加强科学研究，不仅是临床的需要，也将有新的抗炎理论发现，且必促进中医学术的发展。为此，笔者对炎症的中医认识和治疗，做如下初步探讨，冀以批评指正。

一 炎症的基本概念

炎症是机体对有害因素的反射性反应，这种反应既是机体和组织病理变化和机能障碍的过程，又是机体和组织防卫和修复的过程，是以局部为主的全身反应。引起炎症的原因可分为理化作用的无菌性炎症和微生物引起的感染性炎症两种。在局部表现有三种密切相关，而又同时进行的病理变化，即组织营养不良（变质）、血液循环障碍（充血和渗出）、细胞成分的增殖（增生）。但在不同的组织、不同的阶段，炎症的反应具有不同的类型，有的以变质为主，有的以充血和渗出为主，有的则以增生为主。在变质性炎症中，有变性和坏死之分；在渗出性炎症中，有浆液性、纤维素性、化脓性、出血性之别；在增生性炎症中，有普通增殖和特异性增殖的不同。变质性炎症好发于肝、肾、脑等实质性脏器。渗出性炎症的浆液性炎症则多发于皮肤、黏膜和浆膜；纤维性炎症见于大叶性肺炎、白喉等；化脓性炎症见于脓疡等；出血性炎症多见于烈性传染病。增殖性炎症，有的以间质结缔组织增生为主，有的以实质细胞增生为主，可见于黏膜和内脏的慢性炎症。按照炎症的发展快慢和临床经过的长短，可分为急性炎症、亚急性炎症和慢性炎症三种。急性炎症一般以渗出为主；慢性炎症一般以增生为主；亚急性炎症既有渗出也有增生。临床上在局部则呈红、肿、热、痛和功能障碍；在全身则通过神经和体液机制，引起继发性变化，如急性期可有畏冷、发热、头痛，以及白细胞增高等表现。

二 中医对炎症的认识

中医学虽然没有“炎症”这个名称，但对炎症却早有认识，它主要依据炎症的临床表现，做出自己的理论描述；有的则用取类比象的思维进行推演。如《素问》的“火郁之发……炎火行……故民病少气，疮疡痈肿，胁腹胸背，面首四肢，䐜愤胪胀，疡痱……注下……，腹中暴痛，血溢流注，精液乃少，目赤，心热，甚则瞀闷懊憹，善暴死”。用“火”的病理理论来解释炎症的急性病症。《灵枢》还对“痈肿”“脓”和脓毒败血症作这样的记述：“寒邪客于经络之中，则血泣，血泣则不通，不通则卫气归之，不得反复，故痈肿。寒气化为热，热胜则腐肉，肉腐则为脓；脓不泻则烂筋，筋烂则伤骨，骨伤则髓消……，经脉败漏，熏于五脏，藏伤故死矣。”这指出炎症过程中的血循环障碍、渗出和组织坏死，以及引起脓毒败血症死亡的原因。《素问》认为“胃脘痛”的形成是“热聚于胃口而不行”，黄疸是“湿热相搏”。《伤寒论》《金匮要略》对结胸、肺痈、痰饮、黄疸等炎症做以下阐述：“病发于阳而反下之，热入因作结胸”“阳气内陷，心下因硬，则为结胸”；肺痈为“热之所过，血为之凝滞，蓄结痈脓”“水走肠间，沥沥有声，谓之痰饮;饮后水流在胁下,咳唾引痛,谓之悬饮”“水在肺,吐涎沫”“瘀热在里,身必发黄”“身目为黄……以寒湿在里。”《诸病源候论》认为唇部结肿是“邪气与血气相搏结”;舌肿是“热气留心,血气壅涩”;痰饮是“气脉闭塞,津液不通,水饮气停在胸腑,结而成痰”;瘿是“气结所在”等,还具体叙述了急性炎症的红、肿、热、痛和寒热等症状。以后,在历代各科专著中都有进一步论述。如刘河间说:“凡人身上、中、下有块者,多是痰”,《医学入门》曰:“邪客于经络之中则血泣,血泣则不通,不通则卫气归之,不得反复,故肿,不通则痛”“先痛后肿伤乎血,先肿后痛伤乎气,肿痛并攻,气血俱伤”。《疡科纲要》曰:“足部之疡,积湿蕴热,忽发红肿……,湿火若盛,化腐最易”。《医宗金鉴》曰:“气血不行,故名流注”。《外科启玄》曰:“黄水疮……,亦是脾经有湿热”等。由此可知,中医对炎症的认识,不仅对其临床表现有详细的表述,且对炎症的局部病理变化也有一定的阐述。这种阐述则是用气、血、寒、湿、热、痰、水、饮等进行论理。关于炎症性疾病则范围更广,可以说中医学的痈肿、疮疡、疔毒、痈疽和大部分的伤寒、温病,以及其他实热证均属之。

综上所述,中医认为炎症一般是一种“火”象,具有炎热白上、发病急、变化多的特点,它可伤经络、损血脉、灼津液、毁气阳、腐肌肉。由于邪气与正气相搏,产生火热之邪,则呈炎性反应。在局部,因邪热的灼阴、伤气或耗血、损阳,致使细胞变性或坏死。同时,血管遇热则张、血流遇热则速,或管张血瘀,血里的成分在热邪的作用下渗壁而出:质稀量少,呈弥漫状的为“湿”;质稀量多,呈聚积态的为“水”;质较浓,量较多的为“饮”;质稠的为“痰”;色红的则为“血”。这些渗出物瘀阻于肌腠,进一步影响气血运行,加重气滞血瘀,一方面促进炎症的发展;另一方面更加重血瘀气滞,使组织细胞气血不足,加速它的变性或坏死。久之,则气血、阴阳耗伤愈甚,且气滞血瘀增剧,或呈痰瘀互结,则出现不同类型的增生。临床可表现红、肿、热、痛,或白、肿、痛和各种分泌物,以及功能障碍、肿块等,可有热郁、寒凝、气滞、血瘀、湿阻、痰聚等。在全身,初因火热佛郁于里,津液被灼伤,则呈畏寒发热或单热不寒,以及头痛、心烦、口渴喜饮、小便短赤、大便干结、舌红苔黄、脉数等里热或里实证。久则津耗、阴虚、气弱、血衰,可出现气阴两虚或气血两亏之证,甚则阳虚寒凝。如患者素体虚弱或夹寒邪,起病反见阳虚寒凝或气虚热郁,或表寒里热等证。

三 炎症的中医治疗

中医对炎症的治疗，主要依据全身及局部的症状，结合舌脉进行辨证论治外，还可结合炎症的病理变化，进行加减用药。治疗方法除内治法外，还可配合外敷等其他外治疗法。

1. 辨证

辨证就是中医对炎症反应的辨别认识，可从以下三方面进行。

(1) 辨周身：辨周身是指辨炎症反应的全身症状和舌脉。可用八纲、卫气营血、三焦、六经和脏腑等辨证方法，选用相应的治法。

(2) 辨局部：辨局部是指辨炎症反应的局部表现，包括分泌物，有的尚需结合内窥镜进行辨别。局部表现的病机有寒凝、热郁、气滞、血瘀、湿阻、饮停、痰聚、水留、气虚、阳虚、血虚、阴虚等。

(3) 辨炎变：辨炎变即对局部组织的炎症病理变化，依据显微镜检查，结合中医理论加以认识。如变质，即组织营养不良，有气虚、阳虚和血虚、阴虚之异；增生，有气虚、阴虚、气结、血瘀、痰聚、寒凝等区别。

2. 治疗

根据周身、局部和炎变的辨证结果，定法选用方药。常用的治法有下列12种。

(1) 清热解毒法：清热可减轻充血和减少渗出，其中苦寒能燥湿，可制止血管壁的渗出；甘寒能化阴，有利于变质细胞的修复；解毒具有抗菌和消除有害物质(包括理化、微生物的毒素和炎症区的分解产物)的作用。清热解毒法适用于炎症的急性期，以渗出和变质为主的病理反应。临床表现实火者，常用药物：苦寒的黄连、黄芩、黄柏、栀子、龙胆草、苦参片、穿心莲、虎杖等；甘寒的紫花地丁、知母、淡竹叶、鸭趾草、金银花、蒲公英等；解毒的金银花、连翘、蒲公英、紫花地丁、板蓝根、败酱草、金荞麦、鱼腥草、野菊花等。

(2) 活血化瘀法：活血具有扩张血管，加速血流，改善局部血液循环，促进渗出物的吸收和影响毛细血管通透性而减少渗出，以及增强吞噬能力的作用；化瘀则有抑制炎性肉芽肿，溶解血栓，降低血凝和软化血块，抗纤维化，以及抑制增生的作用。活血、化瘀均能加强或抑制免疫系统，适用于炎症的亚急性期、慢性期和急性期，以渗出、增生为主的病理反应，临床表现为血瘀的虚火、虚夹实或实火等证。常用药物：活血的茜草、川芎、当归尾、红花、泽兰、三七、赤芍、丹皮等；化瘀的丹参、三棱、莪术、乳香、没药、血竭、桃仁、水蛭、虻虫、土鳖虫等。

(3) **宣散疏解法：**宣散疏解法具有解除寒热、镇痉镇痛、增强循环、排除毒素的作用。适用于炎症的急性期和慢性期，临床表现有表证或阴寒证者。常用药物：辛温的麻黄、桂枝、羌活、独活、荆芥、薄荷、防风、白芷、紫苏叶等；辛凉的薄荷、浮萍、蝉蜕、桑叶、木贼、葛根等。

(4) **息风燥湿法：**息风具有镇静、脱敏、止痒的作用；燥湿具有制渗、减少分泌的作用。前者适用于炎症的急性期或慢性期，出现过敏或体液免疫过强者。常用药物：蝉衣、地肤子、蒺藜、防风、钩藤、浮萍、麻黄、细辛等。后者则适用于炎症急性期呈浆液性渗出者。常用药物：苍术、藿香、佩兰、蚕沙、白术、石菖蒲、半夏、草果等。

(5) **通下攻里法：**通下攻里法具有排毒、诱导、调整体液循环的作用。适用于炎症急性期的充血、渗出明显者。常用药物：大黄、番泻叶、芒硝、芫花、大戟、牵牛子等。

(6) **利湿逐水法：**利湿逐水法具有排泄渗出物的作用。适用于渗出物已经形成的病理反应。轻则用淡渗利湿，常用药物：芦根、白茅根、茯苓、猪苓、车前子、通草、薏苡仁、泽泻。重则用逐水，常用药物：牵牛子、甘遂、大戟、芫花、商陆等。

(7) **行气化滞法：**气滞是功能障碍的现象。行气化滞法具有推动血液循环、促进功能恢复，以及解痉止痛的作用。适用于炎症引起的功能障碍，以及神经末梢受到渗出物的压迫和分解产物的刺激所引起的疼痛。常用药物：陈皮、青皮、香附、厚朴、木香、乌药、枳实、降香等。

(8) **软坚散结法：**软坚散结法具有溶解纤维素物、软化结缔组织，增加血管弹性和防止细胞脂化的作用。“坚”是成纤维细胞和血管细胞增生的结果；“结”是纤维性渗出物没有被吸收的遗物，谓之“痰结”。适用于炎症慢性期以增生为主的病理反应，以及急性期纤维素性渗出为主的炎症。常用药物：软坚的鳖甲、黄药子、夏枯草、牡蛎、山楂、鸡内金、昆布、海藻等；散结的浙贝母、山慈菇、半夏、浮海石、桔梗、贝母、竹沥、天竺黄、莱菔子等。

(9) **敛收固涩法**：敛收固涩法具有软化渗出物和制止渗出的作用。敛收药味多酸，有利于软化、吸收和制渗，即"酸能收"；固涩药多为炭性或矿类，能吸着制泌。适用于以浆液性、出血性、卡他性等渗出为主的炎症。常用药物：收敛的五味子、覆盆子、乌梅、五倍子、石榴皮、诃子、桑螵蛸、儿茶、山萸肉等；固涩的赤石脂、地榆炭、乌贼骨、龙骨、牡蛎、侧柏炭、炮姜炭、明矾等。

(10) **托脓排毒法**：托脓排毒法具有增强渗出，促进破溃和旺盛局部新陈代谢，排除坏死脱落组织的作用。常用药物：皂角刺、炮穿山甲*、白芷、黄芪等。

(11) **温阳益气法**：温阳具有强心和反射性兴奋血管运动中枢、自主神经，以及促进全身和局部血液循环的作用；益气具有增强生理功能，旺盛新陈代谢，兴奋细胞活力，促进变性细胞复原和提高血清总蛋白，增强免疫功能的作用。温阳适用于全身机能低下，渗出性炎变的静脉扩张期，局部是暗红色或紫色，或不红不热而痛的阴性脓疡。常用药物：炮附子、肉桂、淫羊藿、鹿茸、巴戟天、仙茅、补骨脂、菟丝子、茴香、鹿角霜等。益气适用于身体虚弱，局部吸收和破溃困难，或溃后不易愈合的慢性炎症。常用药物：人参、黄芪、党参、太子参、炙甘草等。

(12) **补血滋阴法**：补血具有刺激造血器官，促进造血功能，改善全身营养状况和增强免疫功能、滋养健壮的作用。常用药物：熟地黄、当归身、何首乌、枸杞子、红枣、桑椹、阿胶、鸡血藤、龙眼肉等。滋阴具有增加细胞营养，促进变性细胞复原和活跃肾上腺皮质功能及调节体液代谢的作用，适用于有细胞变性的急慢性炎症。常用药物：沙参、麦冬、天冬、玄参、生地黄、玉竹、石斛、女贞子、墨旱莲、龟板、黄精等。

以上十二法，前十法是祛邪，后两法为扶正，应用时可根据炎症的不同病理反应和临床表现选用。一般来说，急性期的实火证，以清热解毒为主，佐以养阴、行气、活血，或利湿、化痰，如清营汤、清瘟败毒饮、清胃散、龙胆泻肝汤、小陷胸汤、普济消毒饮、大黄牡丹汤、仙方活命饮、如意金黄散等；慢性期之虚实夹杂证，以温阳或补气或养血为主，佐以活血化瘀、软坚化结，如化癥回生丹、鳖甲煎丸、如圣散、阳和汤、当归补血汤等；亚急性之虚火证，以活血化瘀为主，佐以清热、益气、养阴、敛收，如益气聪明汤、养阴清肺汤、六味地黄汤、知柏地黄汤、犀角地黄汤等。

---

* 现多用活血化瘀、软坚散结类药物代替。下同。

第五讲
谈“脾为生痰之源”

“脾为生痰之源”是中医脾胃理论的重要内容之一，而至今尚未进行系统的研究。

“痰”在中医发病学里占有重要位置，有“百病多由痰作祟”的说法，特别是一些疑难病症，常与“痰”相关。虽然历代医家对“痰”的生成有不同的见解，但作为“运化”“主湿”的脾，始终是论“痰”的中心。传统上“痰”分有形和无形两类：有形之痰，可见、可闻、可触及；无形之痰则随处流注。然笔者认为痰应该是有形的，才能与湿、水、饮相别，其实不是“有形”与“无形”之分，而是“显”与“隐”之差，因此应分为“显痰”与“隐痰”。当然这还须从文献、理论及临床角度，对“痰”进行系统的研究，方能确定它的含义、病因病机、论断、辨证、治疗、方药等。下面就疾病的诊断依据和辨证标准，提出初步意见，供同仁讨论时参考。

“痰”是一种黏状的病理产物，为有形的致病因子，特别是一些疑难病症，常与“痰”密切相关。“痰”的产生，主要由脾的运化不足或失调、受阻所导致，即“脾为生痰之源”。“痰”在临床的表现，有显痰和隐痰之分，显痰可见、可闻、可觉、可触；隐痰则随处流注、凝聚，可出现于临床各科、各系统的病症。为了探讨“脾为生痰之源”的临床意义和现代含义，总结诊治“痰”的经验和有效方药，特别订本标准，以作为临床协作研究的依据。痰病证的诊断依据和辨证标准（试用）如下。

一 诊断依据

1. 主症

① 分泌物呈黏状。② 痰鸣音。③ 肿块质软、可移动，局部无热、不红。④ 舌体胖大，舌苔厚腻(浊)而润滑。⑤ 肥胖(超过标准体重20%以上)。男性标准体重计算方法：[身高(cm)－60]×70%；女性标准体重计算方法：[身高(cm)－70]×60%。

2. 次症

① 鼾声、嗜睡或困盹。② 皮肤、头发油垢明显。③ 咽部中似有物梗阻，吞咽不利，时消时现。④ 厌油腻、厚味食物。

判断：凡具备主症①～④之一者即可成立；主症⑤兼有次症1条者方可成立；次症具有2条以上者，亦可成立。

二 分类标准

1. 寒痰

分泌物色白(或夹灰黑点)、质黏偏稀，或呈泡沫样，量较多、易排出；痰鸣音清，肿块较硬而充实，可压痛、喜近温，口淡，喜热食，纳少，畏冷，小便色清，舌淡或淡红，舌体胖，苔白腻或白滑，脉缓或细或沉滑。

2. 热痰

分泌物色黄(或白)、质黏而稠，量较多，不易排出，痰鸣音浊；肿块较软，欠充实、有压痛、喜近凉，口苦而干，喜饮冷，纳呆，小便黄或欠清，大便偏干或秘结，舌红，苔黄腻或黄浊，脉弦滑或数。

三 辨证分型

“痰”属实候，但“痰”的生成有不同原因和病机，所以又有各种不同的虚、实兼见证，必须依据“痰”的常见证型进行确定，供协作研究之据。

1. 实痰

(1) 痰浊壅肺： 胸闷，咳嗽喘促，喉中痰鸣，痰多或白或黄，或稀或稠，苔腻，脉滑。

(2) 痰阻中焦： 胃脘堵闷，嘈杂不饥，泛吐痰涎，头目眩晕，肢体沉重，或腹泻便夹黏液或白冻，肠鸣，苔腻，脉濡滑。

(3) 痰郁(瘀)互结： 心悸失眠，易怒善惊，或胸痛脘闷，喜太息，或精神失常；或突然昏仆，呕吐痰涎；或进食发噎；或咽喉不利，似有物梗阻，吐之不出，咽之不下；或发瘿瘤、瘰疬。舌红或瘀暗，苔厚腻或黄或白，脉弦滑。

(4) 风痰闭阻： 口眼㖞斜，半身不遂，肢体麻木或突然昏仆，不省人事，喉中痰鸣，苔厚腻，脉弦滑。

2. 虚痰

(1) 肺虚痰恋： 咳喘日久，动则益甚，痰稀或黏，或自汗畏寒，易于感冒，或潮热盗汗、颧红，舌淡红或红，苔薄白或少，脉细滑无力或细数。

(2) 脾虚痰盛： 纳呆恶心，泛吐痰浊，神疲乏力，面色萎黄不泽或虚浮，腹胀便溏夹冻，舌淡红或淡，苔腻，脉细缓无力。

(3) 肾虚痰泛： 久病痰喘气促，呼多吸少，动则更甚，痰多而稀薄，头晕耳鸣，畏冷喜温，腰膝酸软，或跗肿，或晨泻，或夜尿频多，舌淡，苔白或腻，脉沉细无力。

四　鉴别诊断

痰与湿、水、饮均为津液、气血生化或输布失常的病理产物，虽然常相兼为患，但病的状态和治疗方法不同，所以须进行鉴别。

1. 湿

质稀、量少，可随处流注。临床表现以分泌物清稀、重着或重痛、苔腻，无聚结为特点。

2. 水

质稀、量多，常踞留于皮肤、胸腹等空隙处。临床以浮肿、积水为特点。

3. 饮

质偏黏，量稍多，可停着于胸腹和四肢。临床常表现胸脘胀满或痛，咳唾、转侧增剧，四肢着痛等。

第六讲
脾胃湿热理论及其应用

脾胃湿热是“脾湿脏”与“胃燥腑”相济共营，以及“烂谷”“运化”“升清”“降浊”的生理功能失调所致的“脾湿和胃热交蒸”而具阴阳两性的病理变化，易滞气、伤络，可偏湿重、热重，寒化、热化。病居中焦，能上蒸扰窍、蒙神、熏肺；旁达肝胆、筋节、肌肤；下注膀胱、二阴、胞宫等。起病缓慢，症状矛盾，反复难愈。它可出现于各个系统的许多疾病，且与消化系统疾病密切相关，其中难治性、恶性疾病也常显。

一 脾胃湿热理论的源流

源于《黄帝内经》，书中指出“脾”与“湿”的关系；并论有“湿热”的一些症状、病机和治法、药物。如《素问·至真要大论》说：“诸湿肿满，皆属于脾”；《素问·六元正纪大论》：“湿热相薄……，民病黄瘅而为胕肿”；《素问·生气通天论》曰：“湿热不攘，大筋緛短，小筋弛长，緛短为拘，弛长为痿”；《素问·刺疟论》曰：“湿热相搏，则怫热痞膈，小便不利而水肿也”，且述“湿热下行则肠鸣，上蒸则汗出也”；《素问·至真要大论》曰：“湿淫于内……，以苦燥之，以淡泄之……，湿上甚而热，治之苦温，佐以甘辛”；《素问·奇病论》在“脾瘅”“治之以兰”等。而后，《难经》有“湿温”病名。《伤寒杂病论》有“脾色必黄，瘀热以行”“阳明病……，瘀热在里，身必发黄，茵陈蒿汤主之”等。

唐宋时期明确提出“脾胃湿热”一词，并简述了一些病因、病机和治法、方药。《银海精微》载的连翘药中“解脾胃湿热”。《外台秘要》认为黄疸是“热气郁蒸”；《太平惠民和剂局方》曰：“脾胃受湿，瘀热在里，或醉饱房劳，湿热相搏，致生疸病”；《伤寒总病论》曰：“患者尝伤于湿，因而中暍，湿热相博，则发湿温……，不可发汗”；《类证活人书》主“湿温”“白虎苍术汤主之”；《仁斋直指方论》主“湿而生热”“湿瘀热则发黄”“治法纲领大要，疏导湿热于大小便之中”等。

金元时期湿分有外因、内因。病机则有“因热致湿”“湿热共致”和“湿热伤气”诸说。治法立虚实并治、三焦分治，创天水散、清暑益气汤、二妙散、左金丸等名方。刘完素《宣明论方》说：“湿病本不自生，因于火热怫郁，水液不能宣行，则停滞而生水湿，即湿者多自热生也。”治主“辛苦寒药”，制天水散。张子和《儒门事亲》认为小儿“疳者，热乘脾之湿土也”；吐痢病“湿热相兼”等。李东垣《脾胃论》述“长夏湿热困脾”之病，认为“皆有饮食、劳倦损其脾胃乘天暑而病作也”，创虚实兼治的清暑益气汤。朱丹溪指出：“六气之中，湿热为患，十之八九”“东南地下多阴雨地湿，凡受必从外入……，西北地高，人多食生冷，湿面潼酪，或饮酒……，此皆自内也”；治法为“去上焦湿及热，须用黄芩……若中焦湿热……，宜黄连、用姜汁炒。去下焦湿肿……必酒洗防己、黄柏、知母、龙胆草”。方有二妙散、左金丸。

至明清时期，温病学派兴起，促使本理论长足发展，日臻完善。在病因方面，吴又可增“戾气”致湿热疫。叶天士述湿热邪气，认为外邪与环境有关；内邪与饮食有关。外邪的传入方面，吴又可主“口鼻而入”，叶天士曰“下起”，薛生白认为“从表伤者十之一二，由口鼻入者十之八九”。在病机方面，叶天士云“外邪入里，里湿为合”“湿蒸内蕴为热”“热自湿中来”。湿热的偏重与体质有关：“阳旺之躯，胃湿(应是热)恒多；在阴盛之体，脾湿亦不少”；薛生白说：“湿热乃阳明太阴同病也”，且可以从化：“中气实则病在阳明，中气虚则病在太阴”；吴鞠通指出：“湿温病……，势虽缓而实重，上焦最少……，中焦病最多”，且“脉无定体”。治疗方面，张景岳重清利，伤阴则忌；吴又可创清热化浊、疏透育阴之达原饮；叶天士主分解湿热，而祛湿为先，且重宣通气机，制方甘露消毒丹；薛生白则分“湿多热少……，湿热俱多……，湿热化燥……”而治，立有芳香宣透、辛开苦泄、苦温燥湿、清热利湿等法；吴鞠通亦分三焦论治，组有新加香薷饮、三仁汤、黄芩滑石汤、薏苡竹叶汤、清络饮等方。

二 脾胃湿热理论的临床研究

1. 脾胃湿热证辨别标准的研究

1993 年卫生部《中药新药临床研究指导原则》提及的湿热蕴脾证，口渴不欲饮或纳呆；大便溏而不爽；面肌肤色黄鲜明；舌红，苔黄腻 4 项主症和身重肢倦或身热不扬，腹胀满，脉濡数或滑数 3 项次症。判断是舌象必备，加 1 项主症、2 项次症即可。福建省中医脾胃学说研究会于 1992 年拟定脾胃湿热证辨别标准，后经临床流行病学调查，1994 年做了修订，主症是舌苔黄腻，胃脘闷胀，食欲不振，大便溏 4 项并分级；次症小便淡黄，口苦黏，口渴喜温饮，身热不扬，舌淡红或红，脉滑或弦、细、缓 6 项；兼症 7 项。判断是舌苔必备，加 1 项主症，1 项次症或 1 项兼症方可，还有湿热偏胜的标准。1997 年《中医临床诊疗术语・证候部》列脘腹痞胀，呕恶纳呆，肢体困重，便溏不爽，或面目发黄，或身热不扬，汗出不解，渴不多饮，舌红苔黄腻，脉滑数为脾胃湿热证的常见症状。2002 年国家药品监督管理局《中药新药临床研究指导原则》提出的湿热蕴脾证有脘腹闷胀，口渴少饮，食少纳呆，大便溏而不爽，舌质红苔黄腻 5 项主症；肢体困重，身热不扬或汗出不解，腹胀满，恶心欲呕，身目发黄鲜明，脉濡数 6 项次症。判断时舌象必备，加主症 2 项或 1 项，再加次症 2 项方可。此外，卫生部、国家药品监督管理局拟的《中药新药临床研究指导原则》，以及中华中医药学会脾胃病分会、中国中西医结合学会消化病委员会对胃肠病也拟有本证的标准。

以上可以看出，脾胃湿热证的辨别标准尚不统一，但对主症的舌象、食欲、大便和脘腹 4 项基本一致，这为今后的统一奠定了基础，分析其原因：一是对中医脾胃的含义理解不同；二是对脾胃湿热的病机认识有异；三是临床调查不够。

2. 脾胃湿热证的现代病理基础探索

上文提及的福建省对脾胃湿热证的临床调查发现，脾胃湿热证与炎症性疾病关系密切；柯晓等认为脾胃湿热证与活动性炎症密切相关，且炎症程度较重。之后，研究者从系统、器官、细胞、分子、基因等各个水平进行了脾胃湿热证的现代病理学基础探索。杨春波等从慢性胃炎着手进行本证与红细胞膜

Na^+-K^+-ATP 酶活动、红细胞 ATP 含量及胃黏膜细胞增殖和凋亡的相关研究。结果提示脾胃湿热患者细胞呈能量代谢亢进、胃黏膜细胞以增殖为主的病理状态。此外，研究者从临床分别对本证与胃肠功能、胃肠微生态、免疫功能、神经内分泌功能等进行探讨，发现多数本证患者出现胃肠动力失调、幽门螺杆菌(Hp)感染率高、肠道菌群失调、血微循环障碍、免疫功能紊乱、自主神经功能和胃肠激素分泌功能紊乱等病理变化。王颖芳等从基因水平揭示慢性胃炎的本证与脾气虚证的基因表达存在差异；陈晴清等提出本证与人类白细胞抗原Ⅱ类等位基因相关，其中 *DQA130103* 基因可能是本证的易感性基因，而 *DQA13050* 基因可能是本证的保护性基因；劳绍贤等发现胃黏膜水通道蛋白 3、水通道蛋白 4 基因在慢性胃炎本证患者中呈高表达。该基因与水湿、津液有某种内在联系，认为应是本证"湿浊内蕴"的表现。黄腻苔是脾胃湿热证的金指标，研究者通过对黄腻苔脱落细胞的形成，从细胞周期、凋亡及微生态的角度进行初步的研究。结果提示舌苔脱落细胞代谢旺盛，存在微生态失调。通过这一系列的研究，初步揭示了脾胃湿热证的现代科学内涵，说明本证是机体对病因应答呈亢进性、失调性和代偿性的综合病理反应。

3. 脾胃湿热证的治疗

从常用治疗脾胃湿热证古方之茵陈蒿汤、甘露消毒丹、二妙丸、达原饮、白头翁汤的临床应用看，涉及内、外、妇、儿、皮肤、五官各科急、慢性诸多疾病，其中多数属炎症性疾病。

新近治疗慢性胃炎脾胃湿热证的方有清浊安中汤(劳绍贤，广东)、清化饮(杨春波，福建)、薏苡仁方(郑昱等，山东)、清热化湿方(郭彦清等，河北)、灭幽汤(王小娟等，湖南)等，基本以清热祛湿为主，辅用理气或疏肝、舒络或化瘀为法。经临床治疗观察，各方对病、证都获得较好疗效。

三　脾胃湿热理论的基础研究

1. 脾胃湿热证仿模实验

对脾胃湿热证的动物造模，目前仍在探索阶段，各学者都进行了有意义的实验研究。中医脾胃湿热证的形成多与饮食结构、气候环境相关，在气候潮湿、高温多雨的地区容易发生；偏嗜肥甘、辛辣等饮食习惯，易导致脾胃损伤、湿热内生；而情志不遂，肝郁气滞，皆可使脾运失健、升降失调、湿热蕴生。

张六通等通过调节造模箱的温度、湿度，造成外湿、寒湿、湿热、寒冷、温热等与外湿有关的模型。吴仕九等通过对各种不同造模方法的比较，认为以饮食加气候环境、致病生物因子的综合因素实验方法，造成温病湿热证大鼠模型较为理想。吕文亮在温病湿热模型的基础上，加苦寒药灌胃复制白兔本证模型，使湿热的病位主要确定在脾胃，且用燥湿蕴脾汤进行复健。刘冬梅模拟了饥饱失常、过食肥甘及居住环境潮湿等病因，将大鼠分笼饲养于环境潮湿的房间内，单日饮食不予限量，双日禁食，复制出本证模型，在光镜下可见大鼠胃黏膜呈炎性改变。而慕澜等亦采用饮食加气候环境、致病生物因子的方法，制造了具有便溏、黄腻或白腻苔，以及大肠有明显病理改变的大肠湿热模型。

2. 脾胃湿热治方的药效实验

古方茵陈蒿汤具有利胆、保肝、抗菌、解热、镇痛、抗炎、抗肿瘤、降血脂的作用；甘露消毒丹能保肝、利胆、调整免疫、促进消化、抗病原微生物、解热；二妙丸具有镇静、解痉、抑制胃肠蠕动、解热、抗溃疡、抗菌的作用；白头翁汤可抗菌、抗阿米巴原虫、抗炎、镇静、镇痛、抑制肠管运动、抗腹泻、增强免疫功能，还有抗癌、杀精子、抑制巨噬细胞分泌细胞因子等药理活性等各种作用。新方清化饮有明显的抗 Hp 感染，减轻活动性浅表性胃炎病理变化，能调整细胞免疫应答和增强免疫调节功能。清热化湿方对胃泌素、胃动素具有调节作用；对模型肝线粒体 $Na^{+}-K^{+}-ATP$ 酶活性具有恢复调节作用。健胃安中汤可以使胃液分泌增多恢复正常，且有良好的消炎作用。清香散能有效地调节血浆胃泌素浓度，刺激胃酸分泌，促进胃肠黏膜生长和胃肠胰蛋白质合成，显著提高血清胃泌素、D-木糖水平，促进胃肠消化吸收功能等。

四 展望

脾胃湿热证属脾胃实证，临床多发、常见，且呈上升之势，不仅东南之地罹患者众，而且西北之域也渐增多。今后，当对其传统文献做进一步探讨，重点是病机、治疗和方剂的配伍，以及个案的治验，以提高理论认识；临床研究仍是重点，因中医理论还只能在人身上表现，且疗效有待提高，尤其是对病证结合的治疗。除消化系统各病外，应扩大其他系统与之相关疾病的探讨。需更多的学科参与，进一步多指标、多层次地揭示微观变化，统一辨证标准、观察治疗反馈、改善模型仿造、优选方剂配伍、探讨疗效机制、努力开发新药；开展脾胃湿热证的人群调查，寻因求防，以提高防治水平，深化现代科学的认识，这将对中医“脾胃”会有全面的和新的认识，必能极大地推动脾胃学说的进步，为中医理论的现代化做贡献，更好地为人类健康服务。

第七讲
消化系统疾病的中医发病观和诊疗思路

中医学是一门整体医学，对任何疾病的发生，首先要从整体的状态进行辨析。因此，中医对消化系统疾病（简称“消化病”）的发病及其病理机制有独特的理论认识。明白消化病的中医发病理论及病理机制才能正确地进行中医治疗。

一 消化病的中医发病观

中医学认为消化病的发生，虽然主要在消化系统，但与全身状况息息相关。因此，它的发病取决于人体以下变化。

1. 正不胜邪

中医学最主要的发病观是“正气存内，邪不可干”（《素问·刺法论》）；“邪之所凑，其气必虚”（《素问·评热病论》）。正气是人体抗邪能力的总称，强调机体抗邪能力在发病中的决定作用。正不胜邪有两种情况：一是邪盛伤正，即致病因子破坏了抗病能力；二是正虚邪侵，即平素抵抗力差，易受致病因子的攻击而发病。消化病的发生有各种原因，但最根本还是人体和消化系统抗病能力的低下。正如李东垣在《脾胃论》指出的“脾旺则不受邪”“若胃气之本弱，饮食自倍，则脾胃之气既伤，而元气亦不能充，而诸病之所由生也”。

2. 阴阳失调

阴阳是反映人体正气的两类不同属性，也是人体生理功能平衡的表现。“阴平阳秘”是人体生理功能相对平衡、健康的表现，即《素问·调经论》所说的：“阴阳匀平，以充其形，九候若一，命曰平人。”阴阳敷布于全身，存在于各脏腑及其系统，它以气、血、津、液、精等形状表现。不同脏腑、不同层次的阴阳，还有其不同的表现形态和作用。当“阴阳匀平”被破坏使之失调，出现“阴阳偏胜”则为病态，这也随不同的脏腑及层次而迥异；若发展为“阴阳离决”即死亡。消化病的发生，也需以阴阳失调为基础，尤其是“脾、胃、肝、胆、肠”阴阳的失调。

3. 脏腑盛衰

脏腑盛衰是生理的严重失调，是阴阳失调的病理基础之一。脏腑盛衰的失调，由于涉及的范围、程度的不同，临床则出现各种相关的病、证、症。消化病之所以发生，脾、胃等脏腑的盛衰是基本病理条件，如“胃强脾弱”则善饥欲食，腹胀便溏；“脾虚肝旺”呈纳差便溏，脘胁胀痛；“脾胃湿热”现脘胀便溏，口苦苔腻；“脾肾两虚”见纳差晨泻，腰酸膝软等。

4. 体质差异

中医学认为，因先天禀赋的不同，人有各种生理体质类型，每种体质或一些脏腑对某些致病因子或疾病具有易感性，消化病亦然。如清代章虚谷说：“六气之邪，有阴阳不同，其伤人也，又随人身之阴阳强弱变化而为病。”又说：“湿土之气，同类相召，故湿热之邪，始虽外受，终归脾胃也。”再如肥胖人常病痰湿，消瘦人易动肝火等。

总之，消化病的发生，虽有各种原因，而起决定作用的是正不胜邪、阴阳失调、脏腑盛衰或体质差异。

二　消化病的中医病机说

病机是疾病发生、发展和变化的机制。中医学认为，消化病的发生、发展和变化是邪气与正气相争的结果。消化病的病机就是要用理论去阐述这些消化病的症和证之所以产生的病理机转。由于病因、病位和体质的不同，邪气与正气强弱的差异，所以每种消化病，既有它特有的病机，也有与其他消化病共有的病机。

消化病的各种病机均是人体的表或里（脏腑），或经络的阴阳、气血、津液的病理反应，其中基本呈虚、实和虚实相兼三类。消化病的主要病机如下。

1. 病发表里

表，指人体的肌肤和皮毛；里，为脏腑，表里间由经络相连。病发表里的病机如下。

(1) **表卫失调**：表卫具有抵御外邪的功能。如果卫气不足或营卫失和，致使外邪乘虚而袭，使之表卫失调，而出现恶寒发热的表证。由于外邪有寒、热、湿不同之性，故有表寒、表热和表湿等证之分。还有因里热怫郁，使阳气不能达表，则呈有表证无表邪之症候。表卫失调多见于有发热症状的消化病初期。

(2) **表里失和**：表与里依阴阳、气血津液相调而和，若表邪欲入里，或里邪欲外越，或里病兼外感等，使之表里的阴阳、气血、津液不调而失和，则呈表证和里证在同一时期出现。因邪性有异，体质各别，所以有表寒里热、表热里寒，表虚里实、表实里虚或表里俱实、俱虚等证；还有邪居表里之间的半表半里证，如少阳证、募原证和三焦证等。常见于感染性的消化病。

(3) **经络失畅**：经络外连肌肤、内连脏腑，为气血的运行通道。若外邪内侵，或脏腑病变，使之经络运滞或失荣，则出现胀、痛、酸、麻、拘急等经络症状，可见于某脏腑有病而在相关经脉表现。如胆囊有病，在足少阳胆经阳陵泉穴下1～2寸处有敏感压痛点，谓之“胆囊穴”；阑尾炎，在足阳明胃经的足三里穴下约2寸处有敏感压痛点，谓之“阑尾穴”等。

(4) **脏腑失常**：本脏、本腑和脏间、腑间，以及脏与腑间，均赖阴阳、气血、津液的温濡和相济、互调。若病及脏腑，使之所病脏腑之阴阳、气血、津液失常，则呈相关脏腑的虚、实等证候，属里病。消化病涉及的脏腑，首先是脾、胃、肝、胆和小肠、大肠，次为肾、肺和心。

2. 阴阳盛衰

阴阳盛衰表现有阴阳偏胜、阴阳偏衰、阴阳互损、阴阳失位、阴阳格拒、阴阳亡失等。阴阳偏胜可出现阳胜则热(易伤阴)，阴胜则寒(易伤阳)；阴阳偏衰，阳虚生外寒，阴虚生内热；阴阳互根，可出现阴损及阳，阳损及阴；阴阳失位，可表现阳上越或外越，阴上蒙或外阻；阴阳格拒，即阴盛格阳，阳盛格阴；阴阳亡失，即亡阴和亡阳。阴阳盛衰的各种病理变化，可出现于某些脏腑、经络和肌肤，也可呈全身反应。一般阴阳盛衰，在病初多表明功能性改变，病久常提示器质性病变。

3. 气血阻亏

气血阻亏，即气血运行失畅和不足，常呈虚实两类，有气虚、气滞、气逆、气陷、气闭、气脱，血虚、血瘀、血热、血溢，以及气滞血瘀、气不摄血、气血两虚、气血不荣经脉等。气血病变，亦可仅限于某些脏腑、经络和肌肤，也可表现于周身。一般气病多属功能性改变，血病常为器质性病变。

4. 津液溢乏

津液是生理性体液的总称。由于津液生成不足，或耗散、排泄过多，则出现津液亏乏之变，但津伤不一定液都亏，而液亏津必伤；若津液的输布、排泄障碍，则可呈湿、饮、痰或水等病变。因气能生津、化津、摄津，所以可有气津两伤，或气不行水、或气虚液亏等患；然津能载气、阻气，又有气随津（液）脱、津停气阻等变。“津血同源”，故可有津枯血燥、血虚津乏，津亏血瘀、血瘀津滞等病理变化。

5. 体质从化

体质从化指病邪侵犯人体，可随体性而从化，寒邪变热证、热邪成寒证等。《医宗金鉴》述：“人感受邪气虽一，因其形藏不同，或从寒化、或从热化、或从虚化、或从实化，故多端不齐也。”消化病同样存在这种从化性，如清代章虚谷说：“暑湿所合之邪，故人身阳气旺即随火化而归阳明，阳虚即随湿化而归太阴也。”阳明属胃，太阴属脾。

6. 传变、转归

消化病的传变和转归，也取决于正气与邪气相争的结果。传，即病从一个层次、一个部位到另一层次、另一部位；变，即病的程度、病的性质在改变。转归，即病的最后结果，有痊愈、改善、稳定、迁延、反复、后遗或死亡。一般正盛邪衰，不传或慢传，病轻，易愈；邪盛正衰，易传且速，病重，难愈，或死亡、后遗；正邪俱盛，难传，病重，有传则迅猛，常速愈或即死、后遗；正邪俱弱，传慢，病较轻，但缠绵、反复、难速愈，或有后遗症。传变的基本规律有表里相传，如六经、卫气营血。上下相传，如三焦。脏腑相传，脏间传，如肝传脾；腑间传，如胃传肠；脏腑传，如脾传胃。气血互及，如气病及血，血病累气，或气血同病。阴阳互转，如阴病转阳，阳病转阴，或阴阳俱病。寒热互变，如寒病变热，热病变寒，或寒热错杂。虚实互转，如虚转实，实转虚，或虚实相兼。在相传中，又有顺传，如卫分→气分→营分→血分；逆传，如卫分→营分，或气分→血分；直中。互变中有渐变，如气虚久则血虚；脾病久而及肾；有突变，如津液顿失而亡阴、亡阳。促使传变和转归的还有医疗、护理、气候、精神、饮食和患者体质等因素。

三 消化病的中医治疗思路

1. 从治选择

消化病中医治疗最理想的效果，即病因的解除、病变的消失、症候的解除、功能的恢复，体质的改善和安全无害。应选择从以下几方面着手治疗。

一是从病治。即依消化病进行治疗，以专方、专药形式为多。这种治疗直达病所，奏效快，可望痊愈。

二是从证治。就是从整体水平进行治疗，即辨证论治。它具有调理周身和依个体对病反应的不同，区别处理的优点，即个体化治疗。此治法使病变消失和功能恢复快，并减少后遗症的作用。有的还不易复发。

三是从症候治。即按症状进行治疗，常用中成药或复方中加药，以及针灸、外治等方法。这种治法消除痛苦快，还能挽救危证。

四是从因治。即凭消化病发生的原因进行治疗，具体有药物、食物、运动和精神调养等方法。这种治疗有利于根治，可减少复发。

五是从理治。即按病理进行治疗。病理有功能性、器质性；已知性、未知性；有症状、无症状，可依据这些变化，按病理状态或理论推演进行治疗。它含有治本和探治之义。

以上五个方面，视临床需要，可选用一种、两种或多种，力求达到理想的效果。

2. 治疗原则

一是整体局部，权衡从合。消化病的治疗，首先要辨明整体与局部的关系。因局部病变而影响全身的，当从局部治疗；由全身病变而在局部表现的，应从整体治疗，需整体与局部同治的，则可两方面合治。临床要做全面分析、正确判断。

二是宏观微观，细酌何宜。这里的宏观主要指临床表现。一般宏观有症候，微观必有病变；而微观有病变，宏观未必有症候。应从宏观或微观辨治，还是宏微同治，均依临床实际，细心酌定。

三是主次标本，应先急重。病有主病、次病，主症、次症，真象、假象，本证、标证等，其中有急、有慢，有重、有轻，临床应掌握何急、何重即先治。

四是补泻温凉，讲求适度。治疗的选方、用药和酌量，需补、应泻，宜温、当凉，以药中病为度，切勿病轻药重、病重药轻，或病浅药深、病深药浅，尤有脾胃功能障碍时，当先调理中焦。此外，还须注意补虚不敛邪，攻邪不伤正，散寒勿伤阴，清热勿损阳。

五是升降疏宜，贵在巧灵。消化病的治疗，应时时注意脾、胃气机的升降和肝、肺气机的疏泄和宣肃，气顺则和。而调气药的选用，升、疏、宣多选味薄、气浓、质轻之药，且量宜少；降、泄、肃常用味重、气薄、质重之药，且量较重。还要讲究药物配伍，如升降相济、疏泄互伍、宣肃合配，以及刚柔互用、寒热相求等，贵在技巧和灵活。

六是当守需变，全依病情。在治疗过程中，如出现病情没有继续好转，甚至出现一些不良反应，必须仔细分析病情和因由；如果没有其他新的病因或病的相持现象，切勿轻易更法换方。如果确是治疗不符合病、证，当需及时更易。守或变全依病情而定。

七是各法配用，择善取之。治疗法则确定后，按病情需要，可选用内服、外治（针灸、按摩、功法等）等各种疗法。单用或合用，以有利治疗和最理想疗效为准则。

八是护理调摄，各尽所能。消化病的治疗和恢复，还需护理、饮食等各方面调摄的配合，应尽量发挥它们的优势和作用，使患者得到更好、更快的康复。

第八讲
慢性胃病治疗经验

一 病机当分虚实，荡邪首推清化

《素问·至真要大论》言："正气存内，邪不可干，邪之所凑，其气必虚"，每种疾病发病之始皆因正气虚弱，但针对具体某一疾病，又因为病程不同以致因机各异。从临床来看，慢性胃炎大多数是由于长期的饮食不节以致脾胃内伤，其病程动辄数月，甚则十数年，其根本病机则以本虚标实，虚实夹杂多见。而要明确具体因机则须从脾胃生理学角度进行探讨，这一点在《黄帝内经》中早有记载，《素问·经脉别》言："夫饮入于胃，游溢精气，上输于脾，脾气散精，上归于肺，通调水道，下输膀胱……五经并行……"如此则脾胃功能（胃主受纳，脾主运化）、脾胃关系（脾为胃行其津液）、脾肺关系（土生金）一目了然。

当脾胃内伤，脾的运化功能即"脾气散精"功能异常时，常使脾胃气机升降失调，水谷精微输运障碍。气机升降失调则"清气在下，则生飧泄；浊气在上，则生䐜胀"（《素问·阴阳应象大论》）；水谷运化障碍则水液内停，聚湿成邪。湿邪一旦形成，就会成为一种新的致病因子，湿邪壅滞则化热，湿热相博则疾病迁延难愈。湿热注于下则便溏、溲黄；蒸于上则清窍失聪以致头晕头重、卧寐不安、梦魇连连；郁于表则汗出溃溃，触之黏手；阻于中焦则碍脾运，脾不能为胃行其津液则胃纳受阻，食滞而为邪，症见少食不饥，食欲不振为主。湿热之邪，循经归肺则酿痰成饮，"肺为储痰之器，脾为生痰之源" 即此之谓也，临床常见咳嗽、胸闷、心慌等症状。另外，湿浊阻碍气的运行则致气滞，气滞则行血无权，故气滞常伴血瘀。因此，对于慢性胃炎而言，其病机起于虚，止于实，而其实际则表现为脾虚兼夹湿热、滞食、滞气、瘀血。诸实当中又以湿热最为关键，故而慢性胃病虽以虚为本，但治病之始，不在补而在清化，湿热不除，胃难受补。只有在湿热已化、气机畅达、血行通顺的情况下，言补才有意义，行补才能建功。

二　重视脾病及肾，调理须分脏腑

慢性胃病的病机多为脏腑的阴阳气血失衡，调理脏腑气血阴阳就显得尤为重要。然阴阳气血违和，虽涉五脏，但亦有偏重，慢性胃病后期主要以脾、肾两脏为主。脾为后天之本，脾虚是发病之基，虚则邪至，湿热相扰以成诸证。临床常见胃脘轻微闷痛，时发时止，无饥饿感，食欲不振，少食易饱，便溏，面色晦暗不华，舌淡，边尖有齿痕，苔薄白或薄黄，脉细缓。治疗上则以健脾为主，佐以清化散瘀、行气和胃等法，用药上多以党参、漂白术、生黄芪、炙黄芪益气健脾；用生扁豆、佩兰、白豆蔻清化湿热、醒脾和胃；选厚朴、木香、枳壳宽中行气；以赤芍、莪术散瘀活血；以麦芽、谷芽、神曲、焦山楂健脾消食。肾虽为先天之本，却需要后天脾胃滋养，正如李东垣在《脾胃论·脾胃虚实传变论》所言"历观诸篇而参考之，则元气之充足，皆由脾胃之气无所伤，而后能滋养元气，若胃气之本弱，饮食自倍，则脾胃之气既伤，而元气亦不能充"。故慢性胃病后期脾气亏虚常致肾虚。但此种肾虚并非单纯的肾阳或肾阴亏虚，而是以阴阳失调，浮阳上越为多见。临床表现上常见周身烘热汗出，腰膝酸软，手足心热、汗出，舌质淡，苔薄或无苔，脉沉细缓等症状。针对这一病机，以益肾潜阳为主，兼以健脾理气、清化和中。用药常选用黄精、菟丝子、淫羊藿、益智仁等调理元阴、元阳；以党参、白术、黄芪健脾益气；用怀牛膝、龙骨、牡蛎、琥珀、茯苓等潜降浮阳。

慢性胃病后期，调理上虽以脾、肾两脏为主，但五行的相生相克使得脾、胃与肺、肝关系密切，临床中常相互影响，一病俱病。对于此类疾病的治疗，遵"治病必求于本"的原则，在补益脾胃的基础上，随证治之。如肺、脾两脏，《素问·经脉别论》言："脾气散精，上归于肺"，但当脾气亏虚时，水谷精微则不能上承肺脏以养肺金，土不生金则肺失其荣、疏失宣肃。临床上常见咳嗽、胸闷、心慌等症状。此时治疗，若仅仅以"咳嗽"而归"肺病"，以"心慌"而归"心病"，治疗上"头痛治头，脚痛治脚"，则鲜有不偾事者。每遇此证常依"培土生金"之则，在补脾的基础上加用厚朴、枳壳、生枇杷叶等开宣肺气，畅中顺气，如此则脾旺而肺自平。另外，脾土亏虚，肝木必乘，正如《素问·五运行大论》言“气有余，则制己所胜而侮所不胜；其不及，则己所不胜侮而乘之，己所胜轻而侮之”；又如叶天士所云“肝为起病之源，胃为传病之所”。肝主疏泄，性喜条达。脾胃纳运，升降适宜，皆赖肝主疏泄，若疏泄失常，必然影响脾胃运化功能，变生诸症。临证中，肝气横犯脾胃则脘腹胀满，嗳气连连；肝经循经不畅则两胁不舒，或单见右胁不舒，或女性经前双乳胀痛；肝郁化火则夜寐不安，少眠多梦。对此证的治疗，常在补脾肾的基础上加北柴胡、木香、厚朴疏肝行气；加龙骨、牡蛎、琥珀重镇安神；加炒白芍、生白芍柔肝止痛。在胃脘痛的辨治中，对肝脾不调型胃脘痛的治疗，用六君子汤合四逆散加黄连、甘松以健脾疏肝，理气和胃。六君子汤药性平和，补而不滞，温而不燥；四逆散药虽四味，然集疏理脾胃气机，柔肝缓急止痛于一身，两方合用，刚柔相济，加之黄连、甘松寒温并用，药量根据病情，孰轻孰重，加减化裁。

三　调气机贯始终，别阴阳辨虚实

胃病治疗，既不推崇温补，亦不快意攻伐，而是崇尚“王道”，脾胃位居中州，具有枢机之能，故其治不在补，不在泻，而在调。“调理”的思想贯穿治疗慢性胃病之始终，然在具体应用中又有“气机”“阴阳”“虚实”之别。

1. 升降气机

叶天士言“纳食主胃，运化主脾，脾宜升则健，胃宜降则和”，脾胃位处枢机，脾升胃降为其生理特性。脾升则水谷精微得以传输，胃降则腐熟之水谷得以传化。若脾胃升降失调，则“清气在下，则生飧泄；浊气在上，则生䐜胀”（《素问·阴阳应象大论》），并且气机失调则传输、传化失司，郁于中焦则化湿、化热，故治疗脾胃湿热证，强调清化湿热要以行气为基，临证中常加厚朴、枳壳、木香、合欢以行气畅中；加半夏、干竹茹等以降气止逆；加瓜蒌以泄气通便。对头目耳鼻之病的治疗，常加葛根、柴胡以升其阳；对胃下垂、脱肛、久泻等中气下陷证的治疗，亦用葛根、黄芪、升麻、柴胡升阳益气、固脱止泻。

2. 燮理阴阳

《素问·生气通天论》言：“阴平阳秘，精神乃治；阴阳离决，精气乃绝。”凡病之所得皆由阴阳之失衡，慢性胃病亦不例外。但由于脾、胃与其他脏腑关系密切，故慢性胃病所表现的阴阳失衡，不仅局限于脾胃，还包括了肾中之阴阳、脾胃与肝之间的阴阳。临床中常见到一些患者，夜寐难眠，多梦易醒，口干，目涩，自觉火气很大，喜饮冷饮，但每食凉则腹泻无度。此证在病机上属"胃冷肝热"，治疗上存在用凉则伤胃、用温则助肝热的矛盾，每以茵陈泻肝胆之热，以白芍敛肝益阴，用藿香、苍术等微温醒脾、助阳止泻。另外，许多处于围绝经期的女性患者，由于"（女子）七七，任脉虚，太冲脉衰少，天癸绝"（《素问·阴阳应象大论》），故肾中阴阳失衡，元阴亏虚，浮阳上越，以致周身烘热汗出，烦躁易怒，腰膝酸软，手足心热，汗出，舌淡，苔薄白或黄，脉细沉。在治疗上，以黄精为君，益阴补肾；益智仁、菟丝子、淫羊藿温肾助阳；用龙骨、牡蛎、怀牛膝以潜浮阳。

3. 补虚消实

从临床来看，慢性胃炎大多数是由于长期的饮食不节以致脾胃内伤。其病程动辄数月，甚则十数年，患者可有纳差、头晕、肢乏、手足不温、便溏等表现。此时应细审其属虚还是属实，方可确立补泻，勿犯虚虚实实之戒。因湿热中阻，脾运失司，可致纳差；湿热上蒸扰窍，可致头晕；湿热内遏，阳气不得外达，亦可出现肢乏、手足不温；湿热下注大肠，亦致便溏。若患者形丰而气盛，苔黄厚（腻）而脉实，当属湿热证。湿热证为实证，应用泻法，但若兼见气虚、血弱、阳衰、阴亏等，还有因脾虚失运，导致湿阻热生等，也应分清主次缓急，而立先泻、先补，或补泻间用、补泻兼施。治病之始，不在补而在清化，湿热不除，胃难受补，只有在湿热已化、气机畅达、血行通顺的情况下，言补才有意义，行补才能建功。药物多用党参、白术、黄精之类平补之品。

治疗慢性萎缩性胃炎，着眼于辨证与辨病相结合，由于萎缩性胃炎病程长，临床表现轻重不一，常以"虚实相兼"为特点，虚证中以脾虚、肾虚、气虚、阴虚为主，实证则以气滞、血瘀、热郁、湿阻为多见。对凡经胃镜确诊的慢性萎缩性胃炎的患者，一般分为气虚湿热和阴虚燥热两个证型，而气滞血瘀在慢性萎缩性胃炎中普遍存在。气虚湿热型：症见胃脘部闷胀或胀痛，饮食减少，或食后脘闷加重，口苦，喜热饮，头晕，肢乏，耳鸣，小便清或夜尿频多，大便溏软，舌淡或夹瘀有齿痕，苔白腻根黄，脉细无力。治宜健脾益肾、行气活血、祛湿清热。阴虚燥热型：症见胃脘闷胀或灼痛，口燥咽干，喜少饮，饥不欲食，头晕耳鸣，腰膝酸软，小便淡黄，夜尿频多，大便干燥，舌红或夹瘀，少苔或薄苔，脉细无力，治宜养胃滋肾，疏气活血，清热育阴为主。

四 调脾胃药轻灵，清化饮治湿热

脾胃位于中焦，以膜相连，互为表里，生理上脾升胃降，脾燥胃润，脾运胃纳，共同完成饮食物的消化吸收，充养全身。若饮食不节，极易损伤脾胃，临证时寒热虚实，且易反复发作，缠绵难愈，须仔细审证辨因，方可选方组药，寒温补泻之重剂，皆非所宜，主张用药轻灵，以期“轻舟速进”。对于脾胃病的治疗，在组方上药性宜平，药味宜精，药量宜轻，寒温并用，使脾胃升降有序，燥湿相济，纳运得复。而补益之品量大易致中焦气机壅滞，加重闷胀，因此，用量不宜过重；理气之药，其性辛温燥烈，多用久用必伤胃阴，其量宜轻，中病即止；苦寒清热之类，多用有败胃之嫌，其量不宜过大；消食化滞之类，少用有健脾助运之功，须防滥用破损胃气，变生虚虚实实之证。

临证用药上，将脏腑本身特点与病邪有机结合，针对脾胃本身特点，“清阳不升，则谷气下流”，用药上常选辛味升散之品，如葛根、升麻、柴胡等既升脾阳又散外邪；治疗湿热时，多运用轻清之品，芳香醒脾、辛化祛邪。临证中，常用佩兰、藿香、草果、白豆蔻等药；另外，茵陈，味苦性寒，能除湿祛热，又因其长于三月独得春升之气，故入肝经兼能上行；生扁豆，味甘性微温，能醒脾化湿。两者相配，寒温相制，宣散相合，能醒脾、化浊、升阳、疏肝，故常以此为君臣，君领诸药以荡外邪。在药物的用量上，取量甚轻，如茵陈 10 g，扁豆 12 g，佩兰、草果、藿香、白豆蔻常用至 4.5～6 g，琥珀 4.5 g，黄连 3 g，厚朴、枳壳常为 6～9 g，用药质虽轻清，量虽微少，但轻可去实。

脾胃湿热它可出现于各个系统的许多疾病，且与消化系统疾病密切相关。通过临床调查，发现脾胃湿热证在慢性胃炎的辨证分型中居首。病因有内有外，六淫导致脾胃湿热，最多见者如夏季气候炎热、多雨潮湿、侵袭脾胃，使脾失健运，胃失和降，升降失司，加之暑湿之邪郁积体内不得宣化而成湿热。又如李东垣所说“若风、寒、湿、燥，一气偏盛，亦能伤脾损胃”。饮食等内伤或脾胃素弱可使脾胃功能失调而湿热蕴生。然不论外邪抑或内生，“湿热之邪，始虽外受，终归脾胃”，因脾主湿属阴脏，胃主燥归阳腑，“同类相召”（清 · 章虚谷语）。湿热盘踞中焦，又可上蒸扰窍、蒙神、扰心；旁达肝胆、筋节、肌肉；下流膀胱、前后阴、女子胞等。湿热之邪，循经归肺则酿痰成饮，“肺为储痰之器，脾为生痰之源”即此之谓也，临床常见咳嗽、胸闷等症状。湿热之邪，既可累及他脏腑，又可由他脏腑病变累及脾胃而生。脾胃的升降功能与肝的疏泄功能密切相关。“土得木而达”，肝主疏泄，调畅气机，其性刚强而喜条达；肝木疏土，助脾胃运化。如《血证论·脏腑病机论》所云：“木之性主于疏泄，食气入胃，全赖肝木之气以疏泄之，而水谷乃化；设肝之清阳不升，则不能疏泄水谷，渗湿中满之证，在所不免。”忧思恼怒，肝失疏泄或横逆太过，易引起脾胃纳、化、升、降失司。肝郁“木旺乘土”，易致脾虚；脾虚又常导致肝乘，即“土虚木贼”。脾虚运化无力，湿热易生。李东垣在《脾胃论》中曾指出“心火亢盛，乘于脾胃”。肾为先天之本，阴阳之根，脾胃之阳，全赖肾阳之温煦；脾胃之阴，全赖肾阴之滋养。若肾阳不足，火不暖土，可致脾阳虚，而成脾肾阳虚，胃失温养；若肾阴亏虚，肾水不能上济胃阴，可致胃阴虚。

脾胃湿热具有起病缓慢、症状矛盾（可偏热、偏湿或寒化、热化）、易滞气血、反复难愈等临床特征。湿热一证，湿为阴邪、热为阳邪，两邪一旦结合，则非“寒者热之，热者寒之”之治疗总纲所能涵概。因此，治疗上单纯应用寒药或热药，都很难治愈的。治疗湿热，运用轻清之品，芳香醒脾、辛化祛邪。治疗法则是清热祛湿、理气舒络。化湿法有黄连之燥湿，佩兰、白豆蔻之芳香化湿，茯苓、薏苡仁之淡渗利湿。清热则选苦寒之黄连，因其既可清热，又能燥湿。茵陈，味苦性寒，能除湿祛热，入肝经兼能上行；生扁豆，味甘性微温，能醒脾化湿。以上诸药即清化饮（经验方）之主要用药。湿热之治，勿忘气血。湿阻热郁常滞气行，气滞久则血瘀，故湿热之治，清热祛湿必兼行气，气畅则湿化，使热无所依而易清。然气滞有脾胃之气机失畅、升降失常，或肝气气郁、肺失宣肃，当分辨用药。血瘀初多伤络，宜通络，久则伤血脉或脏腑，当活血化瘀。有时虽无瘀象，但气滞难疏或病久也可兼通瘀。临证中常加厚朴、枳壳、木香以行气畅中；加半夏、干竹茹等以降气止逆。脾胃湿热证，若用温阳之品，则易化燥、化热，以致病情加重，出现大便秘结难解等症；若用阴柔之品，则湿得阴助，迁延难愈。脾胃位处枢机，胃主纳食，脾主运化，脾宜升则健，胃宜降则和，脾升胃降为其生理特性。脾升则水谷精微得以传输，胃降则腐熟之水谷得以传化。故治疗慢性胃炎脾胃湿热证，强调调和脾胃之升降，胃气上逆者选半夏、生枇杷叶、旋覆花、干竹茹等以和之、降之；兼见脾气下陷者，以升麻、葛根、桔梗升之、提之。

自拟清化饮，方中茵陈、黄连、佩兰清热、燥湿、辟秽；白扁豆、薏苡仁健脾化湿；厚朴、豆蔻行气宽中；赤芍活血化瘀。诸药合用，主以清化，兼顾气血。

兼证加药：肝郁加柴胡、香附、川楝子；气滞加木香、枳壳、槟榔；血瘀加莪术、丹参、王不留行等；食滞选加麦芽、谷芽、莱菔子、鸡内金、山楂、神曲；胃气上逆加半夏、竹茹、紫苏梗、旋覆花等；气虚加党参、黄芪、白术等；中气下陷加升麻、柴胡、葛根、桔梗；虚寒加干姜、炮姜；胃阴虚加玉竹、沙参等；脾阴虚加山药；肾阴虚加黄精、枸杞子。兼症加药：反酸、吞酸、烧心、嘈杂加海螵蛸、龙骨、牡蛎；失眠、多梦加夜交藤或合欢皮；便秘加大黄、火麻仁、瓜蒌等；泄泻、便溏加仙鹤草、地榆炭。

五 临证医案

案 1. 胃痞(慢性浅表性胃炎)

江某，女，40 岁。2008 年 9 月 19 日初诊。

胃病十余年，曾以中西药物治疗，症状反复发作。

【初诊】 胃脘部闷胀、时痛引右胁，不知饥，纳差，嗳气频作，口苦干喜温饮，寐差多梦，性急易怒，小便淡黄，大便偏软，月经正常；舌尖少红、质淡红暗、苔黄腻，脉细弦缓。胃镜示慢性浅表性胃炎(病理示胃窦大弯活动性，重度)，Hp(+)。

西医诊断：慢性浅表性胃炎。

中医诊断：胃痞。证属湿热肝郁，胃失和降，上扰心神。治以清热祛湿，疏肝和胃，佐以安神。方用清化饮合四逆散加减。

处方：茵陈 10 g，佩兰 10 g，半夏 10 g，柴胡 6 g，赤芍 10 g，白扁豆 10 g，茯苓 15 g，合欢皮 10 g，麦芽 15 g，谷芽 15 g，薏苡仁 15 g，厚朴 6 g，琥珀 4.5 g，白豆蔻 4.5 g，黄连 3 g。日 1 剂，水煎服，配服保和丸 6 g，日 2 次，餐前温开水送服。7 剂。

【二诊】 药后胃脘仅纳后闷胀，嗳气已平，知饥欲食，寐好时梦，小便淡黄，大便成形；舌淡红、苔薄黄腻，脉细弦缓。守方去半夏、麦芽、谷芽、合欢皮，琥珀改为 3 g，茯苓 10 g，保和丸易胃乐宁 1 片，日 3 次，餐前温开水送服。14 剂。

【三诊】 因伤冷食，脘胀痛、嗳气又作，知饥纳可，寐安，苔见黄腻，脉细弦缓。方拟清化胃饮加味：茵陈 9 g，半夏 9 g，藿香 9 g，厚朴 9 g，赤芍 9 g，黄连

3 g，白豆蔻仁 4.5 g，薏苡仁 12 g。胃乐宁续药。10 剂。

【四诊】 诸症悉除，知饥纳可；舌淡红、苔转薄黄根少腻，脉细缓。胃镜复查：轻度浅表性胃炎，Hp(—)。改以健脾清化，理气舒络为法，选参苓白术散加减调理善后。

【按语】 本例慢性浅表性胃炎伴 Hp 感染，呈脾胃湿热，肝郁气逆之证，守理脾清化、疏肝和胃为主论治。用清化饮合四逆散加减，方中茵陈、白扁豆、黄连、薏苡仁、白豆蔻仁、佩兰清热祛湿，柴胡、厚朴、赤芍疏肝理气舒络；继以健脾清热为主善后。45 剂，症悉除。

案 2. 伤食 (残胃炎)

宋某，男，45 岁。2008 年 10 月 26 日初诊。

反复胃脘胀痛 2 年，再发 2 天。既往胃切除病史。胃镜示残胃炎。

【初诊】 进食粉干后，胃脘胀痛，咳嗽痰白而黏，咳时引及胁痛，口干淡而不欲饮水，不知饥纳减而食则脘胀，大便 2 天未行。舌暗红，苔白厚满舌，脉弦迟。辨证当属饮食积滞，治拟消积导滞。

处方：枳实 15 g，大黄 10 g，神曲 12 g，苍术 9 g，泽泻 10 g，甘草 3 g，杏仁 9 g，槟榔 6 g，党参 9 g。水煎服，日 1 剂，2 剂。

【二诊】 前药服后胀消痛除，排便 3 次。仍有咳嗽，昨天又食肉类食物，现脘胀，咳痰白黏。舌暗红，苔厚满舌，脉沉细迟。治拟消食导滞，化痰止咳。

处方：枳实 12 g，神曲 10 g，苍术 9 g，半夏 9 g，杏仁 9 g，木香 9 g，大黄 9 g，山楂 12 g，槟榔 6 g，甘草 3 g，百部 9 g，白豆蔻 6 g，白术 10 g。7 剂，水煎服，日 1 剂。

【三诊】 脘痛见减，胀轻知饥，欲食，口苦而淡，痰白，口干喜热饮，大便软，每日 1 次，小便深黄，头晕四肢乏力，恶风，夜寐差，多梦，舌淡暗，苔白浊而厚披黄，脉沉细略沉缓，治以运脾化湿为主。

处方：党参 12 g，藿香 9 g，木香 10 g，苍术 9 g，川厚朴 9 g，枳壳 10 g，砂仁 6 g，茯苓 15 g，茵陈 12 g，竹茹 15 g，泽泻 12 g，白术 12 g。3 剂，水煎服，日 1 剂。

【四诊】 知饥欲食，喜嗳气，头晕，腰酸，四肢乏力，怕冷，大便 3 日未解，小便清长，口淡不苦，夜寐多梦，咳嗽，痰白质稀，喜叹气，舌暗红，苔白厚，脉沉细缓。治拟益气运脾。

处方：炙黄芪 10 g，桂枝 4.5 g，木香 9 g，砂仁 6 g，大黄 9 g，白术 6 g，当归 6 g，炙甘草 4.5 g，党参 12 g，干姜 4.5 g，枳实 12 g，木香 9 g。5 剂。随访症除。

【按语】 患胃部手术术后脾胃虚弱，气虚及阳，脾运较弱，故稍有不慎则见食滞之证，杨老辨证为食滞证以苔厚，不知饥纳少为诊断要点，并非都具有嗳腐吞酸、完谷不化等症状。该病辨证为虚实错杂，初证以食滞之象较明显，故以消食导滞为主佐以白术健脾。后邪去半后予以健脾温阳为主，运脾化湿，取得良效。食滞邪实，佐以补气之白术，而非党参。因邪实时，党参可能碍湿助运，故少用。

案 3. 胃疡（胃窦溃疡）

林某，男，34 岁。2008 年 10 月 30 日初诊。

胃脘饥痛，反复发作已三年余。胃镜诊断为胃窦小弯侧部溃疡 0.8 cm×0.6 cm，活动期（A_1）。前医用黄芪建中汤合乌贝散治疗 4 周，胃痛见减，但口苦、泛酸未差，复查胃镜，溃疡尚未愈合。

【初诊】 症见胃脘闷痛，嗳气，饥不欲食，泛酸时吐清水，口苦而黏，心烦寐差，小便尚清，大便稍溏；查其舌淡红，苔白腻而浊根披黄，脉细弦。考其生活史诉素嗜烟酒。四诊合参，诊断为胃溃疡，证属湿热中阻。考虑病程迁延达 3 年之久，湿浊胶结，蕴阻中焦，不宜速愈，故选达原饮合二妙丸加减，以期浊邪开化，脾醒胃和。

处方：茵陈 9 g，苍术 9 g，半夏 9 g，菖蒲 9 g，厚朴 9 g，黄柏 6 g，槟榔 6 g，炒白芍 6 g，草果 4.5 g。7 剂，水煎服，日 1 剂。

【复诊】 胃脘痛消，仅闷胀，泛酸吐水已止，知饥纳可，口稍苦，小便淡黄，大便转成形。舌淡红，苔根部薄黄腻，脉仍弦细缓。湿热浊邪渐去，唯病久入络，守方去槟榔、草果、菖蒲，加佩兰、白豆蔻仁、薏苡仁以清湿热，加赤芍以活血通络。

处方：茵陈 9 g，苍术 9 g，半夏 9 g，厚朴 9 g，黄柏 6 g，炒白芍 6 g，佩兰 9 g，白豆蔻 4.5 g，薏苡仁 15 g，赤芍 10 g，当归 4.5 g。14 剂，水煎服，日 1 剂。药后症除苔净。胃镜复查示胃溃疡已愈合。

【按语】 本案湿郁日久，迁延难化，故用达原饮加减，药后效显。苔消痛减，故去槟榔、草果、菖蒲，加佩兰、白豆蔻仁、薏苡仁，取三仁汤之宣上、畅中、渗下之意，以除未尽之湿邪。后以六君子汤加减善后。

案 4. 胃疡出血（胃溃疡并出血）

朱某，女，70 岁。2008 年 11 月 7 日初诊。

患者既往有胃溃疡并有 3 次上消化道出血病史。本次发病反复解黑便 4 天，共 3 次，总量约 600 mL。

【初诊】 症见乏力，头晕，心悸，大便色黑，糊状，质黏，日 1 次，小便色黄。望其形体消瘦，面白，神疲，查其舌淡红，苔薄黄稍腻，脉细缓。诊断为胃溃疡出血（气血亏虚、热伤胃络证）。治以健脾养血，清瘀止血。

处方：党参 15 g，漂白术 10 g，大黄 3 g，侧柏叶 15 g，炒蒲黄 10 g，炙甘草 3 g，炒白芍 10 g，茵陈 6 g，萹蓄 15 g。3 剂，水煎服，日 1 剂。

【复诊】 症状明显缓解，已无头晕、心悸，大便 2 次，色黑，质稀，肠鸣，小便正常，舌淡红，苔薄黄，脉细缓。前方选用大黄，考虑“离经之血即为瘀血”，故用大黄以荡残血，药后大便虽稀，但脉尚细缓，故可安心，切不可臆断“便血复发”妄生慌张，但荡涤应有度，过用必伤。另外，腻苔已化，故去茵陈、萹蓄，此时可加白及收敛止血，生肌愈疡。治法仍宗前法，另加黄芪、仙鹤草益气健脾止泻。佐防风，去肠风止肠鸣。

处方：党参 15 g，漂白术 10 g，炙黄芪 10 g，侧柏叶 15 g，炒蒲黄 10 g，甘草 3 g，白芍 10 g，白及 10 g，黄连 3 g，仙鹤草 30 g，防风 3 g。3 剂，水煎服，日 1 剂。

3 日后患者无特殊不适主诉，大便转黄，质中，小便正常，舌淡红，苔薄黄，脉细缓。

【按语】 便血（上消化道出血）有虚、实之分。就临床而言，实证为多，虚证为少；出血早期多见湿阻化热，灼伤血络；出血已多日或反复出血者，可见气虚或阳虚。本案即为病久虚损，又兼湿热，故选党参、白术健脾益气治其本；侧柏叶、炒蒲黄凉血止血，炒白芍、炙甘草甘酸化阴以治其标；佐茵陈、萹蓄清化利湿，另加大黄去瘀生新。3 剂后症缓，效不更方，续服 3 剂而愈。

案 5. 胃痞、不寐（慢性胃炎，失眠）

王某，女，60 岁。2009 年 1 月 14 日初诊。

反复胃脘胀闷三年余，经中药及口服氟哌噻吨美利曲辛片等效果不佳，胃镜提示慢性胃炎。

【初诊】 胃脘胀闷，进食后加重，夜寐不安，每夜睡4～5小时，多梦，时泛酸，口干苦少饮，欠知饥，纳可。大便不畅，日一行，成形。舌暗红，苔薄黄腻，脉细弦。证属湿热血瘀夹食滞。治宜清化散瘀安神佐以安神。竹茹10 g，黄连3 g，扁豆10 g，陈皮9 g，神曲6 g，姜半夏9 g，茯苓10 g，龙骨15 g，牡蛎15 g，厚朴6 g，琥珀3 g，赤芍9 g。7剂，水煎服，日1剂，早晚分服。

【二诊】 诉胃脘不适及失眠明显改善，身时烘热感，汗出，口稍苦，大便成形，纳可，乏力，偶心悸，舌淡暗，苔黄腻，脉细弦滑。治同上法，同上方加白术9 g，再进10剂。

【三诊】 诉症状反复，失眠多梦，口苦、口干喜饮，纳减，大便调，身时烘热感，汗出，时心悸，思虑。舌淡红暗，苔黄腻，脉弦滑。证属湿热肝郁血瘀，治宜清热疏肝安神。

处方：竹茹9 g，炒栀子9 g，生扁豆9 g，茯苓20 g，琥珀4.5 g，酸枣仁9 g，夜交藤15 g，龙骨15 g，牡蛎15 g，陈皮6 g，厚朴6 g，姜半夏9 g，郁金9 g，合欢皮9 g。7剂，水煎服，日1剂，早晚分服。

【四诊】 诸症明显改善，胃胀，失眠及身时烘热感减轻，乏力，偶心悸，舌质淡红暗，苔黄腻，脉弦滑。守上方加减30剂而愈。

【按语】 本案乃因湿热中阻，气机失调而致胃痞，热扰心神致而失眠。初诊治疗有效，但出现反复，考虑可能存在肝郁。肝旺乘土，脾胃受戕，纵使湿热暂去，气机仍难复。故少佐疏肝、泄肝之品，以条达气机，使湿热易解而取得明显效果。

案6. 胃痛(慢性胃炎)

钟某，男，30岁。2009年1月23日初诊。

患者患胃病10年，平时反复胃脘疼痛。胃镜曾示慢性胃炎、胃十二指肠球部溃疡。

【初诊】 饥时胃痛，少灼热，得食则舒，知饥纳可，寐差，每夜睡6～7小时，多梦，咽痒，口干渴，少痰，二便正常，舌质红，苔黄腻，咽红，脉细缓。四诊合参，诊为胃痛，证属脾胃湿热。治以理脾清化，调气疏络，散瘀安神，方拟清化饮加减。

处方：茵陈10 g，生扁豆12 g，黄连3 g，龙骨15 g，牡蛎15 g，生薏苡仁15 g，琥珀3 g，赤芍9 g，茯苓15 g，厚朴花6 g，佩兰叶9 g，白豆蔻仁4.5 g，马勃 4.5 g。10 剂，水煎服，日 1 剂。新癀片 1 盒，每日 5 片，溶于 200 mL 凉开水中，漱咽，每日 3 次。荆花胃康 3 盒，每次 2 片，每日 3 次。

【二诊】 饥时胃脘稍痛，寐多梦，知饥纳少，二便正常，舌质红，苔薄黄腻，脉细缓，咽痒已除。守前方去马勃。10 剂，水煎服，日 1 剂。余治法同前。

【三诊】 胃脘少痛，知饥纳可，寐可多梦，小便正常，大便时不成形，小腹闷胀不舒，舌质红，苔薄黄腻，脉细。治守前法加清敛。

处方：茵陈 10 g，生扁豆 12 g，黄连 3 g，龙骨 15 g，牡蛎 15 g，生薏苡仁 15 g，琥珀 3 g，赤芍 9 g，茯苓 15 g，厚朴 6 g，佩兰叶 9 g，白豆蔻仁 4.5 g，仙鹤草 20 g。14 剂，水煎服，日 1 剂。肠胃康 2 盒，每次 2 粒，每日 3 次。

【四诊】 时胃脘闷痛，知饥纳可，胸闷喜叹，寐可多梦，大便不成形，但较通畅，每日 1～2 行，小便正常，舌质少红，苔薄根腻干，脉细弦。治拟理脾清化，疏气安神。

处方：茵陈 10 g，生扁豆 12 g，黄连 9 g，薤白 10 g，丹参 9 g，檀香 6 g，厚朴花 6 g，佩兰叶 10 g，白豆蔻仁 4.5 g，橘核 10 g，仙鹤草 30 g，地榆炭 10 g。10 剂，水煎服，日 1 剂。千喜片 2 盒，每次 3 片，每日 3 次。

【五诊】 胃脘痛基本缓解，偶尔胃脘不舒，口不干苦，知饥纳可，胸闷喜叹，寐可多梦，每夜睡 7～8 小时，时头晕，畏冷，肢冷，大便 1～2 日一行，小便正常，舌质红，苔薄根腻，脉细缓。血压 110/60mmHg。复查胃镜示溃疡已愈合。治拟益气清化，散瘀安神。

处方：绞股蓝 15 g，生黄芪 9 g，龙骨 10 g，牡蛎 10 g，琥珀 3 g，茯苓 15 g，茵陈 9 g，生扁豆 12 g，生薏苡仁 15 g，赤芍 10 g，厚朴花 6 g，佩兰叶 9 g，白豆蔻 4.5 g，莪术 10 g。10 剂，水煎服，每日 1 剂。

【按语】 清化饮为杨老的自拟方，对脾胃湿热证的治疗确有良效，该方具有理脾清化，调气舒络的功用。因湿热中阻，气机郁滞，症见舌苔黄腻，胃脘胀闷或疼痛，食欲不振，大便溏或呈黏液样，故以理脾清化，调气疏络法，用清化饮治疗湿热证，常收到良好的临床效果。本案患者胃痛 10 年，素体脾虚，运化失常，导致湿阻热生，湿热中阻，气机郁滞，故见胃脘疼痛，苔黄腻。四诊合参，诊断为胃痛（脾胃湿热证）。针对病因病机，一诊用理脾清化，调气疏络，散瘀安神法，在清化饮的基础上加龙骨、牡蛎、琥珀，共服 27 剂，使胃痛减轻，而获初效。四诊后，大便不成形为湿热下注大肠所致，用清化饮加地榆、仙鹤草以加强清热收敛之功。五诊时胃痛基本缓解，舌质红，苔薄根腻，说明湿邪渐退，予补泻兼施，用清化饮加绞股蓝、黄芪，增强健脾益气之力以固本，使脾健湿除，热清瘀化而善其后。

案 7. 胃疡(胃体多发性溃疡)

林某，男，52 岁。2009 年 2 月 20 日初诊。

慢性胃炎病史六年余，常因饮食不慎而发病。

【初诊】 全腹闷胀，知饥纳可，口干苦，小腹闷胀，大便成形，日一行，小便自利；咽稍红，后壁数个滤泡增生，舌淡红，苔薄黄根腻，脉细缓。胃镜示胃体多发性溃疡；疣状胃炎。肠镜示乙状结肠息肉(病理示中度浅表性胃炎，轻度肠化)。四诊合参，诊断：① 胃溃疡；② 胃痞。此为湿热内蕴，脾胃升降失和，故见全腹闷胀；湿热具有阴阳两性，口干口苦为热之征象，而舌脉为脾胃湿热之证候。治拟理脾清化疏络。方拟清化饮加减。

处方：茵陈 10 g，生扁豆 12 g，黄连 3 g，厚朴 6 g，佩兰叶 9 g，白豆蔻 4.5 g，赤芍 10 g，浙贝母 4.5 g，仙鹤草 20 g，生薏苡仁 15 g，马勃 4.5 g，赤小豆 10 g。10 剂。水煎，日 1 剂。

【二诊】 药后胃脘闷胀少，知饥纳可，寐可，夜间小便淋漓难出其不意，尿后有不尽感，大便成形，偏暗。舌淡，苔薄黄根腻稍干，脉细缓。

处方：茵陈 10 g，生扁豆 12 g，黄连 3 g，苍术 6 g，赤芍 10 g，当归 6 g，厚朴花 6 g，佩兰叶 10 g，白豆蔻仁 4.5 g，生薏苡仁 20 g，莪术 10 g。10 剂。水煎，日 1 剂。

【三诊】 胃脘部稍胀，知饥纳可，夜寐 4～5 小时，大便成形，小便可，口干苦，舌淡苔黄根腻。

处方：茵陈 10 g，生扁豆 12 g，黄连 3 g，厚朴 6 g，苍术 6 g，白豆蔻 4.5 g，当归 6 g，莪术 9 g，赤芍 10 g，琥珀 4.5 g，生薏苡仁 15 g，佩兰叶 9 g，茯苓 15 g。20 剂。水煎，日 1 剂。

【四诊】 药后胃脘痛好转，近日感饱食后胃脘部闷胀不适，寐差，心悸，咽痛，大便可，小便如常。舌淡红，苔腻稍黄，脉细缓。治宜理脾清化，散瘀安神。

处方：茵陈 10 g，苍术 6 g，生扁豆 12 g，黄连 3 g，厚朴花 6 g，佩兰叶 9 g，白豆蔻 4.5 g，葛花 9 g，龙骨 15 g，牡蛎 15 g，琥珀 4.5 g，茯苓 15 g，生薏苡仁 15 g，合欢皮 12 g，莪术 9 g，炒白芍 10 g。14 剂，水煎服，日 1 剂。

【按语】 清化饮为杨老自组方，方中以茵陈清热利湿，生扁豆健脾利湿，黄连清热利湿，白豆蔻芳香化湿，赤芍化瘀通络。便溏者加地榆炭、石榴皮；酸多者加海螵蛸；同时，随证可予柴胡、白芍疏肝理气；藿香、佩叶芳香化湿；龙骨、牡蛎、琥珀安神；莪术活血通络。多可收良效。

案 8. 胃痛（慢性萎缩性胃炎）

张某，女，72 岁。2010 年 7 月 13 日初诊。

反复上腹部胀闷疼痛两年余，胃镜示慢性萎缩性胃炎伴糜烂，Hp(－)，病理示间质中量慢性炎细胞浸润，小凹及颈腺上皮重度肠化。

【初诊】 上腹部胀闷疼痛，饥时痛，入夜痛甚，知饥纳可，口苦，夜寐差，心悸，腰膝酸软，大便溏，每日 2 次，小便赤，夜尿每晚 3～4 次，倦怠乏力，时感烘热，汗出，舌暗红，苔薄黄，脉细弦。治宜健脾补肾、平肝潜阳、活血化瘀、安神。

处方：黄精 15 g，白术 9 g，黄连 3 g，炙甘草 3 g，莪术 9 g，龙骨 15 g，牡蛎 15 g，琥珀 4.5 g，砂仁 4.5 g，茯苓 15 g，菟丝子 9 g，淫羊藿 9 g，枳壳 9 g，赤芍 9 g，仙鹤草 15 g，地榆炭 9 g。7 剂，水煎服，日 1 剂，早晚分服。

【二诊】 药后上腹部胀闷疼痛减轻，仍有入夜时胃脘疼痛，烘热感，夜寐差，知饥纳可，大便成形，日一行，夜尿每晚 2～3 次，舌淡红，苔薄黄，脉细弦。守上方加减。

处方：黄精 15 g，白术 10 g，黄连 3 g，莪术 10 g，菟丝子 9 g，淫羊藿 9 g，龙骨 15 g，牡蛎 15 g，琥珀 4.5 g，茯苓 15 g，枳壳 10 g，炙甘草 3 g，益智仁 4.5 g，王不留行 9 g。10 剂，水煎服，日 1 剂，早晚分服。

【三诊】 上腹部胀闷疼痛进一步改善，饥时胃脘部灼热感，知饥，纳可，夜寐改善，夜尿每晚 1～2 次，腰酸，舌暗红，苔薄黄根腻，脉细弦数。治宜健脾补肾、活血化瘀、安神为主。

处方：黄精 15 g，扁豆 12 g，黄连 3 g，莪术 9 g，枸杞子 9 g，龙骨 15 g，牡蛎 15 g，琥珀 4.5 g，茯苓 15 g，赤芍 10 g，茵陈 6 g，厚朴花 6 g，白豆蔻 4.5 g，薏苡仁 15 g。7 剂，水煎服，日 1 剂。

【按语】 本案患者既有脾气虚的表现亦有肾阳虚的表现，脾气虚则神疲乏力，大便稀溏，肾阳虚则腰膝酸软、夜尿频多，本案在调理脾胃的同时补肾并重，因脾为后天之本，肾为先天之本，后天可养先天，先天亦可助后天，脾、肾关系密切，治疗上可兼顾。该患者初诊时胀闷疼痛症状明显，同时伴随肾阳虚表现，三诊均从脾、肾入手治疗后症状改善明显。

案9. 胃痞(慢性浅表性胃炎)

方某，女，58岁。2010年2月19日初诊。

反复中上腹闷胀两年余，伴嗳气，胸闷，胸胁部烧灼感，多汗。外院胃镜示慢性浅表性胃炎，肠镜示结肠未见明显异常，心电图正常。予中西药口服(具体不详)，症状可稍缓解，但仍反复发作。

【初诊】 中上腹闷胀，口干苦，不喜饮，不知饥、纳少，嗳气，汗多、畏冷，胸闷，偶感心悸，胸胁部烧灼感，右侧为主，可放射至背部，腰酸，大便日1次，量少，质软成形，小便黄，夜尿1～2次，寐欠佳。形体消瘦。舌质淡红稍暗，苔薄黄根腻，脉细缓。电子胃镜示慢性浅表性胃炎。四诊合参，诊断为胃痞，证属脾肾气虚，湿热夹瘀，并有虚阳上越之象。治疗上先予调理脾胃，予以理脾开胃、清化安神之剂。

处方：茵陈10 g，生扁豆12 g，黄连3 g，厚朴6 g，佩兰叶9 g，白豆蔻4.5 g，半夏9 g，竹茹10 g，龙骨15 g，牡蛎15 g，琥珀4.5 g，麦芽15 g，谷芽15 g，焦山楂10 g，生薏苡仁9 g，赤芍9 g。7剂，水煎服，日1剂，早晚分服。

【二诊】 右中下腹闷胀，仍有嗳气，知饥，食后腹胀，大便软，不成形，小便正常，纳寐可，舌淡红，苔薄黄腻。湿热渐去，治疗当以健脾益肾，潜阳清化为主。

处方：黄精15 g，生扁豆12 g，黄连3 g，龙骨15 g，牡蛎15 g，李根皮12 g，菟丝子9 g，淫羊藿9 g，仙鹤草20 g，琥珀4.5 g，茯苓15 g，炙甘草3 g，地榆炭9 g，益智仁4.5 g。7剂，水煎服，日1剂，早晚分服。

【三诊】 贪食油腻，致右中下腹闷痛，偶有嗳气，食后甚，知饥，无腹胀，大便成形，日1次，小便正常，纳可，寐欠安，舌淡红，苔薄黄腻，脉细缓。治如初诊。

处方：茵陈10 g，生扁豆12 g，黄连3 g，麦芽15 g，谷芽15 g，焦山楂10 g，厚朴花6 g，半夏9 g，竹茹9 g，琥珀4.5 g，茯苓15 g，李根皮12 g，白豆蔻4.5 g，赤芍10 g，莪术9 g。7剂，水煎服，日1剂，早晚分服。

【四诊】 食后偶有腹胀、嗳气，纳食尚可，大便成形，每日1次，小便自利，寐安，舌淡红，苔少而黄腻，脉细缓。

处方：党参20 g，漂白术10 g，炙黄芪15 g，当归9 g，桑椹15 g，黄连3 g，炙甘草 4.5 g，枳壳 9 g，砂仁 4.5 g，红枣 3 g，生姜 3 片。10 剂，水煎服，日 1 剂，早晚分服。

【按语】 本案为虚实夹杂之证：本属脾肾两虚，虚阳上越；标属湿热中阻。根据情况，先治标，后治本，以清热利湿为第一要务。汗多、畏冷为湿热中阻，导致营卫失调所致，热清湿退，表证自解。二诊之后畏冷、汗多等卫表失和之象已解，且导致卫表失和之因湿热已退，故调整治则，以补虚为主，竟收全功。

案 10. 胃痞(慢性浅表性胃炎)

吴某，男，34 岁。2009 年 3 月 6 日初诊。

反复嗳气六月余。胃镜检查示慢性浅表性胃炎。经中西药治疗无效，严重影响生活和工作。

【初诊】 嗳气频作，不知饥纳少，无反酸、恶心，口干不苦，无口臭，有气上冲胸感，胸闷，嗳气后则舒，畏冷，时头晕，肠鸣，矢气频作，约半小时 1 次，膝酸软，乏力，近三四个月来体重减轻 7～8 kg，偶心悸，寐可，约 8 小时，无梦，小便可，大便正常，日 1 次；查其舌暗苔边红，苔厚黄干；诊其脉细涩。体检时血压 95/70 mmHg，体重 45kg。四诊合参，诊断为胃痞，此为肝郁气滞，中焦脾胃湿热内生，食积内停，运化功能失常，机体失于濡养所致。治当理脾疏肝，清化降逆，佐以消导。

处方：茵陈 10 g，生扁豆 12 g，苦参片 4.5 g，半夏 9 g，干竹茹 9 g，白豆蔻 4.5 g，柿蒂 10 g，旋覆花 6 g，北柴胡 6 g，赤芍 10 g，藿香 10 g，代赭石 12 g，麦芽 15 g，谷芽 15 g，神曲 12 g。10 剂，水煎服，日 1 剂。

【二诊】 嗳气仍频，知饥纳增，多食则胀，口干苦，肠鸣，神疲，寐可，约每夜睡 7～8 小时，小便色淡黄，大便初成形后溏，每日 1 次；察其舌淡红，苔黄腻干；诊其脉细缓。辨证属脾胃湿热，胃失和降，气阴不足，治当理脾清化，降逆安神，益气养阴。然大便始初成形后溏，滋阴反加重便溏，故暂不予以养阴。重上方减消导之品麦芽、谷芽、神曲；加绞股蓝 15 g，佐以生姜 3 片开胃气。

【三诊】 患者因伤食致呃逆频作加剧，不知饥纳少，口不干，时苦，四肢酸，乏力，头晕、畏冷，寐可，小便可，大便初成形后软，日 1 次；查其舌淡红，苔薄黄稍腻；诊其脉细无力。因伤食，病势反复，呃逆加剧，复纳呆，据四诊，辨证属肝郁气滞，湿热内困，胃失和降，食积内结，气阴两亏；治当益气养阴和胃，疏肝降气，清热利湿，佐以消导。

处方：太子参 15 g，生扁豆 12 g，黄连 3 g，干竹茹 10 g，半夏 9 g，柿蒂 10 个，刀豆壳 15 g，公丁香 3 g，北柴胡 6 g，赤芍 10 g，生麦芽 15 g，生谷芽 15 g，生姜 3 片。10 剂，水煎服，日 1 剂。另用吴茱萸粉 30 g，每次 10 g 调醋，敷双侧涌泉穴，日 1 次。

【四诊】 诊其嗳气减少，不知饥纳少，口无干苦，寐差，每夜睡 4～5 小时，神疲乏力，畏冷，小便可，近日大便稀溏，日 4～5 次，舌淡尖边红，苔薄黄腻干，脉细无力。治以健脾益气开胃，清化降逆，疏肝安神，并佐以消导收敛之品。

处方：太子参 12 g，生扁豆 12 g，黄连 3 g，焦山楂 9 g，麦芽 15 g，谷芽 15 g，半夏 9 g，藿香 9 g，白豆蔻 4.5 g，厚朴 6 g，炒白芍 10 g，仙鹤草 15 g，地榆炭 10 g，茯苓 15 g，龙骨 15 g，牡蛎 15 g，琥珀 4.5 g。7 剂，水煎服，日 1 剂。

【按语】 本案由肝郁气滞，中焦脾胃湿热内生，食积内停，运化功能失常，机体失于濡养所致，初治以泻实为主，抓住湿热这一主要病机，加强清热利湿之功，另选用补虚不敛邪，攻伐不伤正之品，如绞股蓝之属。绞股蓝清热利湿不伤正，补气不助邪，实为清热利湿补气之第一品。综观诊治过程，本案病机复杂，虚实夹杂，补虚扶正难以周全，治当视病势急缓，有所偏重。湿热之邪为患，病势缠绵，病程较长，宜守方守法，方见成效。且胃病多因饮食不节而加重，饮食调养也是治疗之重要一环。

第九讲 溃疡性结肠炎的认识与治疗

一 依临床观察，探中医认识

溃疡性结肠炎是大肠黏膜呈溃疡性、炎性病变，依其临床有腹痛、黏液血便、腹泻等主要表现认为当属中医学“泄泻”“痢疾”的范畴。因黏液脓血便反复发作而归“休息痢”，长期不愈者谓之“久痢”；长期腹泻或反复难愈者属“久泄”。此应探讨溃疡性结肠炎临床表现与中医的关系，冀以从中找到借鉴，而对溃疡性结肠炎的中医理论的认识，只能通过临床的症状观察才能获得。溃疡性结肠炎病位中心在脾、胃及大肠，可涉肝、肺、肾及心。病变呈虚实两端，表现在湿、热、气、血、阴、阳。该病活动期常呈实证，缓解期多显虚证，反复难愈者必虚实相兼。病因有外感时邪、饮食、内伤、情志失调和体质禀赋等。

二 主脾胃气血，立三型证治

溃疡性结肠炎有初发型、慢性复发型、慢性持续型和爆发型之分，而临床表明病机在脾、胃，脾既可因虚而失运，使之大肠失涩而泻；也可因实而阻运，使之湿蕴热蒸下注大肠则大便呈黏液样，均属太阴之病症。胃因虚因实均难烂谷或失降，而出现纳呆或嗳气、呕吐，湿热内蕴出现发热，口渴，大便色黄或脓状等阳明之病症。而脾胃之变必碍气伤络或损气亏血，气失畅则腹胀、腹痛或里急后重，络瘀亦可腹痛，络伤血出则大便见血，这是实象；虚则有气血不足等证。因此，调气血是伴随治疗始终，仅是偏气偏血、孰轻孰重之不同而已，定三型证治。

1. 湿热蕴肠证

主症：① 腹泻黏液脓血便；② 里急后重；③ 舌苔黄腻；④ 脉滑数或濡数。

次症：① 肛门灼热；② 身热；③ 下腹坠痛或灼痛；④ 口苦，口臭；⑤ 小便短赤。证的确定：主症 2 项加次症 2 项，或主症第 1 项加次症 3 项。

治法：清热祛湿，调气舒络。方用自拟方清化肠饮：仙鹤草、地榆炭、茵陈、黄连、白豆蔻、佩兰、薏苡仁、厚朴、白扁豆、赤芍。湿偏盛则苔腻少黄，口淡黏，小便淡黄，大便多白黏，去白豆蔻、白扁豆、赤芍，加苍术、草果、泽兰。热偏盛呈苔黄腻而干，口苦口渴，高热，大便或秘结，去白豆蔻、厚朴，加黄芩、知母、白头翁或大黄。

2. 脾气虚弱证

主症：① 腹泻便溏，有黏液或少量脓血；② 食少纳差；③ 食后腹胀；④ 舌质淡胖或有齿痕，苔薄白；⑤ 脉细弱或濡缓。

次症：① 腹胀肠鸣；② 腹部隐痛喜按；③ 肢体倦怠；④ 神疲懒言；⑤ 面色萎黄。证的确定：主症 2 项加次症 2 项，或主症第 1 项加次症 3 项。

治法：健脾补中，调气疏络。方用参苓白术散加减：党参、茯苓、炒白术、山药、白扁豆、莲子肉、砂仁、炙甘草、陈皮、赤芍、仙鹤草。损脾阴则舌红苔少，脉细数，当去党参、白术、扁豆、陈皮，加太子参、玉竹、荷叶。

3. 脾虚湿热证

主症：① 腹泻时发时止，遇劳则发或加剧，发时有黏液脓血便；② 食少纳差；③ 食后腹胀；④ 舌苔黄腻；⑤ 脉细弱或濡缓。

次症：① 腹部隐痛喜按或坠痛；② 肢体倦怠；③ 神疲懒言；④ 面色萎黄。证候确定：主症 2 项加次症 2 项，或主症第 1 项加次症 3 项。

治法：健脾清化，调气疏络。方用自拟方健脾清化饮加减：党参、茯苓、白术、赤芍、茵陈、黄连、厚朴、白豆蔻、仙鹤草、地榆炭。以上诸证见便血色鲜红者加紫珠草、侧柏叶；色暗红者加炒蒲黄、三七；色淡红者加阿胶、炒当归。便下白冻者加浙贝母、桔梗。腹痛甚，气痛加川楝子、木香；血瘀加延胡索、三七。

三 察涉脏及腑，行主方加减

溃疡性结肠炎基本呈以上 3 个证型，其他涉脏及腑则属特殊、临时、个别之变,可在主方中行加减之治。如发怒、紧张时肝旺致腹痛腹泻时,可加白芍、防风以伐肝;因愁思而肝郁胁胀者,添柴胡、白芍等予疏肝。脾气虚累及肾阳,宜加菟丝子、淫羊藿或肉桂、附子等温补肾阳;脾阴亏耗及肾阴,可增黄精、山茱萸或五味子、枸杞子等滋肾益精。湿热扰神添合欢皮、茯苓;因瘀失神加琥珀、茯苓;心神失养加枣仁、茯苓;肺失宣肃而胸闷、大便失畅,可加杏仁、桔梗或生枇杷叶、瓜蒌等。假性息肉形成选加浙贝母、僵蚕、莪术、炮穿山甲化瘀消痰。此外,还可依证配服肠胃康、香连丸、参苓白术颗粒、补中益气丸、四神丸和乌梅丸等。

四　辨局部病变,分疡痈灌肠治疗

应重视中医药综合疗法在临床上的应用,如在灌肠疗法方面,中药有独特的优势,它能使药物直接作用于病变肠道,保留时间长、浓度高,有利于药物吸收和发挥作用,避免胃酸对药物的影响,使药物成分免受破坏。灌肠疗法对炎症性肠病,如慢性结肠炎、溃疡性结肠炎、克罗恩病、肠结核、急性阑尾炎等疗效较好。中医药灌肠疗法根据不同疾病既可按照辨证分型治疗,也可专方治疗。溃疡性结肠炎局部的病变,分溃疡性和炎症性。如是溃疡性按疡治,以清热化瘀,祛痰生肌,用灌肠一号:苦参片、生地榆、白蔹、桔梗、当归、甘草等;如是炎症性依痈治,以清热调气,疏络敛涩,用灌肠二号:仙鹤草、地榆炭、赤芍、陈皮、儿茶、炙甘草等。每日 1 次,每次浓煎 100mL 进行灌肠治疗。

五　贵外贴针推,重饮食心身

中医治法丰富多样,除内服药物外,还有药物外敷、针灸、推拿等,应尽善治而选择配用,可较快消除症状,提高疗效。常用药物:① 局部外敷药。腹胀用七味消胀散调葱汁(槟榔、莱菔子、枳实、厚朴、木香等)。腹痛明显者,热瘀用如意金黄散调茶油;寒瘀用十香止痛散(丁香、沉香、檀香、木香等)调酒;里急后重明显,肛门坠胀者,用调气舒络方(益母草、大黄、枳壳、木香、当归、橘核、泽兰、甘草等)煎汤坐浴。② 针灸、推拿、按摩等配合治疗。重视溃疡性结肠炎的饮食和心身调理,可获事半功倍之效。饮食宜忌依证选食,湿热证忌油腻、烧烤和寒凉之食品，宜平性、清利、芳化食物；虚证可食补，应别脾、肾、气、血、阴、阳而选，要循序渐进不伤脾胃为度。此外，要使患者消除顾虑、恒定信心，还需依其体能安排适度活动。这都是属于治疗的内容，医者应科学安排。

六 临证医案

案1. 郭某，男，55岁，美籍华人。2008年12月30日初诊。

患者以反复排黏液便4月，加剧10天为主诉住院，辗转国内外各医院、口服美沙拉秦缓释颗粒等治疗疗效差。

【初诊】 大便溏夹黏液血丝，日达20次，里急后重明显，无矢气，脘腹部闷痛，不知饥纳呆，口干略苦，不喜饮，日晡潮热（每日下午5点左右，体温38.0℃左右），稍畏冷，夜寐差，小便微黄、欠畅，面红润，体壮实，舌淡暗红、苔全黄厚浊，脉弦滑偏数。结肠镜示溃疡性结肠炎（全结肠呈弥漫性充血糜烂，伴浅表溃疡）。病理示大肠黏膜，间质见大量急慢性炎症细胞浸润。大便常规示隐血（OB）阳性；血生化检查示白蛋白（ALB）32.40 g/L，谷丙转氨酶（ALT）90 U/L，谷氨酰转肽酶（GGT）8.5 U/L，空腹血糖（GLU）9.96 mmol/L，免疫球蛋白（IgG）17.6 g/L，补体C4 419 mg/L，CD8 15%，C反应蛋白（CRP）9.45 mg/dL，血沉112 mm/h。拟诊断为溃疡性结肠炎（重度）。辨证为湿热积滞、气滞而伤血。治以清泄消积、导滞理血为先。

处方：

内服药：茵陈10 g，苍术9 g，大黄6 g，厚朴9 g，黄芩4.5 g，草果4.5 g，槟榔6 g，赤芍10 g，薏苡仁15 g，佩兰9 g，神曲12 g，北山楂9 g，麦芽15 g，谷芽15 g，仙鹤草15 g。7剂，日1剂，水煎服。

灌肠：白头翁12 g，赤芍10 g，浙贝母2 g，黄连3 g，陈皮4.5 g，儿茶2 g，冰片0.3 g，仙鹤草30 g，败酱草15 g，甘草3 g。7剂，浓煎100mL，保留灌肠30分钟，日1次。

脐部外敷：加味金黄散，调茶油敷，日1次，共7天。嘱禁食辛辣、油腻食物和烟酒。

【二诊】 诸症明显缓解，里急后重感减轻，大便次数日8～9次，守上法继治7天。

【三诊】 大便每日6次，便偏干、无黏液、少许血丝，里急后重不明显，但仍口苦、不知饥纳可，小便淡黄有泡沫，苔转黄腻。杨老认为湿浊得开，有化热之势，上方去草果、佩兰、仙鹤草，加知母6 g，败酱草12 g，白豆蔻4.5 g，配保和丸6 g，日3次。灌肠照旧，去外敷药，7天。

【四诊】 大便每日7～8次，仅少许黏液，知饥纳佳，口少干苦，小便正常，但苔根黄厚腻。血常规恢复正常。大便常规示隐血阴性。血沉75 mm/h，GLU 6 mmol/L，ALT、GGT均正常。

处方：茵陈10 g，白扁豆12 g，苍术6 g，黄连4.5 g，厚朴9 g，槟榔6 g，草果4.5 g，赤芍12 g，薏苡仁20 g，仙鹤草15 g，藿香9 g。14剂。

【五诊】 大便成形，每日2～3次，无黏液，口不干苦，知饥纳佳，苔根黄腻，脉细弦缓稍滑。肠镜复查示升结肠、横结肠未见异常，降结肠距肛门38 cm以下，乙状结肠散在点状轻度充血糜烂，密布小息肉形成，表面轻度充血；直肠黏膜大面积持续点状充血水肿伴糜烂或溃疡，表面覆白苔少许血痂；病理示慢性炎症改变。从整体看，湿热见减，脾运得复，气滞已疏，血瘀尚存；从局部看，痰热瘀交阻。治宜内服清化散瘀，以清热化痰、活血散瘀等剂灌肠。

处方：

内服药：薏苡仁20 g，败酱草、赤芍各15 g，茵陈、白扁豆各12 g，厚朴、佩兰叶各9 g，当归、泽兰各6 g，黄芩、白豆蔻仁各4.5 g，黄连3 g。

灌肠剂：仙鹤草20 g，鱼腥草、赤芍各15 g，黄芩、炮穿山甲、僵蚕各9 g，白芷、甘草各4.5 g，六神丸10粒。上方先后稍做加减，共治70天。

【六诊】 大便成形，每日2次，余症正常，唯苔根尚黄腻。肠镜复查仅见乙状结肠肛门20～30cm，黏膜轻度充血，小片糜烂和散在息肉样隆起；病理呈慢性炎症改变。继续巩固治疗半年，随访至今2年未复发。

【按语】 本案溃疡性结肠炎属中医学“湿热痢”范畴，为湿热滞腑，气滞血瘀所致，治宜清化消食，理气疏络。患者舌显黄厚浊，显示湿热厚重，考虑一般清热化湿药恐难达病所，故首诊即选达原饮，用大黄、草果、厚朴、槟榔，取“达募原”之意，芳香去浊，开达黏腻之浊邪。臣以茵陈、苍术、薏苡仁、佩兰，集芳化、清化、渗化、燥化于一身，共奏清热化湿之功，配赤芍活络，山楂、神曲、麦芽消食。另以白头翁汤加减灌肠，使药直达病所，去死血化腐浊，解毒清热，凉血止痢，配以金黄散敷脐，行气散瘀，消胀解毒。

案2. 薛某,男,28岁。2009年9月11日初诊

患者大便溏稀2～3年,便血半个月。连年累月以此为苦,饮食稍不适腹泻则加剧。

【初诊】 大便溏夹黏液血便、欠畅,每日2～4次,腹胀痛、肠鸣、矢气,口不干苦,知饥纳佳,四肢乏力,小便淡黄;舌淡红少暗,苔黄根腻浊,脉细弦缓。肠镜示回盲瓣溃疡1cm×1.5cm。四诊合参,诊断为休息痢,此为湿热中阻,脾运失健,故见泄泻、溺黄、舌苔薄黄根腻等湿热之候。治宜理脾清化,散瘀养阴。方拟达原饮加减。

处方:茵陈10 g,苍术9 g,黄连4.5 g,厚朴9 g,草果4.5 g,槟榔6 g,仙鹤草20 g,地榆炭10 g,赤芍10 g,白芍10 g,炒槐花10 g,生薏苡仁30 g,当归6 g,浙贝母6 g。10剂,水煎服,日1剂。另用肠胃康胶囊,每次2片,每日3次,口服。

【二诊】 服药后,大便成形,便中血丝消失,自觉乏力,夜寐多梦。便血已止,湿浊渐化,正虚渐显,故去苍术、草果、槟榔、槐花、当归、浙贝母,加健脾益气之党参、茯苓,安神之琥珀、龙骨、牡蛎,以四君子加减服用,连服56剂。大便成形,每日1次,小便淡黄,知饥纳可,寐安无梦,舌淡红、苔薄黄根少腻,脉细缓。肠镜复查示直肠炎(病理示距肛7cm黏膜慢性炎症)。随访半年,病未复发。

【按语】 湿热相合,因其兼具阴、阳二性,湿、热两邪之特点,故能盘踞中焦,蒸上、注下、旁流为病,且病程迁延日久难愈,临床治疗颇为棘手。达原饮原系吴又可为瘟疫秽浊毒邪伏于膜原而设,具有开达膜原,辟秽化浊之功效。方中厚朴、草果、槟榔、茵陈、苍术皆从此意,另加仙鹤草、地榆炭、炒槐花凉血之泻,选当归、赤芍化瘀止血。诸药配伍,共奏理脾清化,散瘀养阴之功。迨湿热化,血热减,便血止,则脾弱正虚之候渐显,故后续治疗在化湿的基础上加用健脾益气的药物,选用清化饮(杨老验方)、四君子汤加减以善后。

案3. 郭某,女,55岁。2008年12月5日初诊。

大便次数增多伴脓血便反复发作2年,常因伤食而诱发。

【初诊】 腹痛,痛则欲便,便后痛减,大便不成形,脓血便,每日2～3次,不知饥纳差,口苦欲呕,神疲,寐可,小便黄。电子肠镜检查示直肠、乙状结肠黏膜弥漫性糜烂,蠕动正常,黏膜活检质软,余结肠黏膜充血水肿明显,大量分泌物,

扩缩正常。诊断为溃疡性结肠炎。病理示(直肠)黏膜慢性炎症,上皮糜烂,间质充血及中性粒细胞侵润。大便常规示白细胞+++,红细胞+++,OB强阳性。先后就诊于省内外多家医院,经中西药治疗,症状反复。查其舌淡红,苔薄黄根少腻,脉细缓。四诊合参,诊断为休息痢,证属脾胃湿热,气滞血瘀。治宜理脾清化,开胃散瘀。方选白头翁汤合清化饮加减。

处方:仙鹤草 30 g,地榆炭 12 g,侧柏叶 15 g,赤芍 12 g,当归 6 g,白头翁 10 g,黄连 3 g,厚朴 6 g,生薏苡仁 20 g,白豆蔻仁 4.5 g,焦山楂 12 g,炒槐花 10 g,麦芽 15 g,谷芽 15 g,佩兰叶 9 g。7 剂,水煎服,日 1 剂。

【二诊】　药后口苦欲呕好转,知食纳可,泛酸,腹痛,肠鸣,大便不成形,每日 2～3 次,脓血减少,寐差多梦,舌红,苔黄少腻,脉细缓。治守前法,佐以安神。方选白头翁汤加减。

处方:

内服药:白头翁 10 g,秦皮 9 g,苍术 9 g,莪术 12 g,龙骨 15 g,牡蛎 15 g,琥珀 4.5 g,茯苓 15 g,黄芩 4.5 g,黄连 3 g,佩兰 10 g,赤芍 10 g,仙鹤草 30 g,炒蒲黄 10 g,地榆炭 12 g。7 剂,水煎服,日 1 剂。

灌肠方:鱼腥草 30 g,苦参片 9 g,赤芍 10 g,白及 10 g,侧柏叶 15 g,炒槐花 12 g,生薏苡仁 30 g,甘草 6 g,当归 6 g,锡类散 1 支。7 剂,保留灌肠 30 分钟,日 1 剂。

【三诊】　大便成形,每日 2 次,不畅,欲便,小便黄,晨起口苦,胃脘时痛时胀,不知饥纳少,寐差多梦,舌形大,质暗红,苔黄腻,脉细弦缓。治宜理脾清化,散瘀安神。方拟清化肠饮加减。

处方:

内服药:茵陈 10 g,苍术 6 g,生扁豆 12 g,黄连 3 g,厚朴 6 g,佩兰叶 9 g,龙骨 10 g,牡蛎 10 g,琥珀 4.5 g,茯苓 15 g,莪术 10 g,生薏苡仁 15 g,白豆蔻仁 4.5 g,合欢皮 12 g,神曲 12 g,麦芽 15 g,谷芽 15 g,赤芍 10 g。7 剂,水煎服,日 1 剂。

灌肠方:败酱草 15 g,仙鹤草 30 g,黄芩 6 g,赤芍 12 g,当归 6 g,甘草 6 g,生薏苡仁 30 g,锡类散 1 支。7 剂,保留灌肠 30 分钟,日 1 剂。

【四诊】　诸症好转,效不更方,药味略有增减,坚持治疗半年,复查肠镜示肠镜循腔进入回肠部,见唇形回盲瓣。所见升结肠、横结肠、降结肠、乙状结肠黏膜未见明显异常，直肠黏膜见少量点片状糜烂。镜检示溃疡性结肠炎。病理示距肛 5cm 黏膜慢性炎症。继以健脾清化巩固疗效。

【按语】 清化肠饮方中茵陈、黄连、佩兰叶清热化湿，苍术、生扁豆、茯苓、生薏苡仁健脾燥湿，厚朴、白豆蔻行气燥湿，赤芍凉血活血，仙鹤草、地榆炭清热收敛，凉血止血。诸药合用，共奏理脾清化，行气收敛，凉血止血的功效。白头翁汤能清热解毒，凉血止痢，是治疗热毒痢疾的良方。清化肠饮和白头翁汤治疗慢性溃疡性结肠炎属脾胃湿热下注大肠者，临床疗效确切。对于病灶在乙状结肠和直肠的患者，在内服中药的同时，配合中药灌肠，使药物直达病所，进一步增强疗效。本案患者因饮食不节，损伤脾胃，纳运失常，湿浊中阻，郁久化热，下注大肠，气滞血瘀，热蕴肉腐成脓，故见腹痛，大便次数增多，脓血便，不知饥纳差，口苦欲呕等脾胃湿热，气滞血瘀之证候，与清化肠饮、白头翁汤证相合，故用之收效显著。

第 十 讲
对中医脾胃学说的认识

中医学中仅有的被称为学说的，只有脾胃学说。学说是对某些根本问题所独具的系统的见解。由于“脾胃”是人的后天之本，它在养生、保健和疾病的发生、医疗及康复等方面，都有重要作用和意义。所以如何认识中医的“脾胃”，关系到对它的传承和发展。

一 从传统文献看

1. 脾胃的解剖形态

脾胃同居于人体的中焦，“脾与胃以膜相连耳”(《素问·太阴阳明论》)。“脾重二斤三两，扁广三寸，长五寸，有散膏半斤，主裹血，温五脏，主藏意”(《难经·四十二难》)。“胃纡曲屈，伸之，长二尺六寸，大一尺五寸，径五寸，大容三斗五升”(《灵枢·肠胃》)。

2. 脾胃的生理功能

“脾胃者，仓廪之官，五味出焉”(《素问·灵兰秘典论》)。“大肠，小肠皆属于胃” (《灵枢·本输论》)。

(1) 脾

1）功能：① 主运化，其气主升；运化水谷精微；运化水湿。② 主统血，藏营。③ 主为卫。④ 主肌肉、四肢。⑤ 开窍于口，其华在唇。⑥ 舍意，志为思。

2）特点：① 脾气主升。② 喜燥恶湿。

3）经支：足太阴脾经。

(2) 胃

1）功能：① 司受纳，水谷之海。② 腐熟水谷。

2）特点：① 其气主降，以通为用。② 喜润恶燥。

3）经支：足阳明胃经。

3. 脾胃在人体的意义

“四季脾旺不受邪”（《金匮要略》）。“内伤脾胃，百病由生”“调脾胃以安五脏”（《脾胃论》）。“脾为后天之本”（《医学必读》）。

4. 脾胃证的表现

脾胃证常见的有33个，涉及与之相关的五脏六腑。

(1) 脾证(13个)： 脾气虚弱、脾阳不振、脾虚气陷、脾不统血、脾阴不足、脾虚湿阻、脾虚饮停、脾虚痰盛、脾虚水泛、脾虚气滞、脾虚阴火、湿邪困脾、寒湿困脾。

(2) 胃证(14个)： 胃气虚弱、胃阴不足、胃失和降、胃气上逆、胃火上逆、热邪阻胃、胃热伤络、寒邪阻胃、寒热阻胃、食滞阻胃、湿浊阻胃、痰热阻胃、瘀阻胃络、痰瘀阻胃。

(3) 脾胃证(6个)： 脾胃虚弱、脾胃湿热、胃肠燥热、胃肠积滞、胃肠留饮、胃肠蓄血。

与脾胃有关的脏腑如肝胆、心、肾等有18个。

(1) 肝胆： 肝胃不和、肝胃阴虚、肝火犯胃、胆热犯胃、肝脾失调、肝脾血瘀。

(2) 心： 心脾气虚、心脾血虚、心脾积热、脾虚亏神、胃热扰神、湿热蒙神、热闭心包、痰迷心窍。

(3) 肺： 肺胃阴虚、肺脾气虚。

(4) 肾： 脾肾气虚、胃肾阴虚。

二 从著名医家经验看

1. 施今墨（浙江人，北京四大名医之一）

他重视脾胃，善理气血。分析《施今墨临床经验集》，在212个案例中，从脾胃论治的占51.04%。内科疾病中糖尿病100%，消化系统病93.75%，外感病52.94%，呼吸系统病50%，神经衰弱43.75%，心脏病42.86%，泌尿生殖系统疾病25%，风湿病10%。

2. 蒲辅周(四川人，曾任中国中医研究院副院长)

他治病求本，重视胃气，提出"凡病之发生、转归莫不与脾胃有关"。他认为"察病先察脾胃强弱，治病先顾脾胃盛衰"。统计《蒲辅周医案》《蒲辅周医疗经验》两书治案，不同阶段从脾胃论治的占比为内科75例(占93.33%)，妇科27例(占66.66%)，儿科9例(占44.44%)，其他16例(占56.25%)。

3. 岳美中(河北人，曾任中国中医研究院学术委员会名誉委员)

他强调"治病首先注意脾胃"。在《岳美中医案集》88个案例中，从脾胃论治的有24案例(占27.27%)，含肾炎、尿毒症、尿血、胃炎、肝炎、腹泻、神经炎、肺结核、眩晕、低烧、自汗、湿热病、奔豚气、咬牙症、秃发、便秘等。还用调理脾胃等法，治疗胃柿石、风湿性心脏病水肿、病毒性心肌炎、慢性气管炎、尿道感染、进行性肌营养不良症、闭经、子喘等。

4. 黄文东(江苏人，曾任上海中医学院院长)

他重调理脾胃，善升清降浊。在《黄文东医案》的103例中，含呼吸、血液、神经、消化、心血管、泌尿、皮肤、耳鼻喉等32种病症，从调理脾胃入手治疗的53例(占51.46%)，各种病症从脾胃论治占比为血液系统疾病100%，消化系统疾病75%，泌尿系统疾病62.5%，神经系统疾病54.54%，呼吸系统疾病29.41%，心血管系统疾病12.5%。

5. 邓铁涛(广东人，曾任广州中医学院副院长)

他"善调脾胃，以健脾为核心"，指出"临床多个系统、多种疾病都与脾胃有关"。所以善从脾胃入手，广泛治疗消化、循环、呼吸、泌尿、内分泌、神经等系统的各种疾病，如慢性肝炎重在旺中州；胃病主调理脾胃；慢性肾炎分脾虚湿阻、脾肾阳虚、肝肾阴虚、脾肾衰败、痰蒙心窍等证论治。治冠心病用健脾益气除痰法，还用补中益气汤加减治疗内脏下垂、子宫脱垂、白细胞减少症、低血压、低热；从脾论治重症肌无力、功能性子宫出血、中心性视网膜炎等均获较好疗效。

三　从各科应用看

1. 脾胃理论的应用

已涉及内、外、皮肤、妇产、儿、五官、肿瘤等8个科，消化、呼吸、心血管、血液、泌尿、内分泌、神经等9个系统，一百六十余种中西医病症，内容十分丰富。

(1) **内科**：消化系统中的胃、肠、肝、胆、胰等的一些疾病，出现有脾胃各种虚证和实证，采用不同的调理脾胃的方法，可收到疗效。白求恩医院观察慢性胃炎、溃疡病、胃下垂和胃黏膜脱垂等共600例，其中90%的病例呈脾胃虚弱证，胃下垂和胃黏膜脱垂症约有80%呈脾气虚证。上消化道出血，有胃热、肝火和脾虚不同证的表现。泄泻基本都涉及脾、胃，急性泄泻常表现脾胃湿热或脾湿阻运；慢性泄泻则有脾胃虚弱、脾肾阳虚、肝气乘脾等不同证型。痢疾也基本是同样的病理过程。便秘有虚证、有实证。虚证可见脾气虚失运和胃阴虚燥结，实证则有湿秘、痰秘、冷秘和热秘等。肝炎从急性期到慢性期，始终反映以脾胃为病变中心，急性期呈脾胃湿热；慢性期则有脾虚肝郁、脾胃气虚、肝肾阴虚、脾肾两虚和气滞血瘀等表现，因此，调理脾胃是主要治法。急性胰腺炎多表现脾胃实热，用通里攻下、清热解毒、理气开郁等法治疗。急性阑尾炎、肠梗阻、胆囊炎、胆石症等，亦常见有阳明腑实证，均需用清胃通腑各法治疗而获效。

呼吸系统中的气管炎、肺结核、渗出性胸膜炎等，可根据“脾为生痰之源”“脾土生肺金”“脾喜燥”等理论，选用健脾、化痰、祛湿的方药治疗。慢性支气管炎形成过程中脾虚是一个重要的中间型。福建慢性支气管炎研究协作组的资料表明慢性支气管炎中脾虚占30.24%，寒痰和湿痰共占53.69%。山西省中医研究所观察300例慢性气管炎，有虚象者占84%，其中脾虚者占58.7%。

心血管系统中的冠心病、心力衰竭、肺源性心脏病、中风、高血压、低血压等，可出现脾虚痰阻、脾虚水泛(停)、脾运失常、脾虚痰壅、痰浊内阻各种病理变化，而用健脾化痰，或益脾利湿、温脾行水等不同方法治疗。

血液系统中的各种贫血、血小板减少性紫癜、白细胞减少症等，可根据“脾主统血”“脾为气血生化之源”等理论，选用健脾摄血、健脾益气生血的方法治疗。

泌尿系统中的肾炎、肾功能障碍、尿毒症、肾积水、肾下垂、尿道感染、乳糜尿等，可有湿阻水停、脾精失摄、脾虚水泛、脾气下陷、湿热内蕴等病理表现，宜分别采用健脾祛湿利水、健脾敛精、健脾升陷、清热祛湿、健脾温阳等法治疗。肾炎中“脾虚”是一个重要病理过程，常见于急性肾炎中、后期和慢性肾炎的水肿期，以及水肿消退后的蛋白尿为主期。

内分泌系统中的甲状腺功能亢进、糖尿病、高脂血症、肥胖症等，可出现“胃火盛”“胃阴虚”“脾气弱”“脾阴亏”“痰浊聚”“水湿阻”等各种病理变化，应采用清胃、健脾、育阴、消痰、祛湿等不同治法，方可取得疗效。

神经系统中精神障碍、脑病、神经炎、神经症、更年期综合征、重症肌无力等，可依据“胃之支脉，上络心脑”（何秀山语）和“脾藏意”“脾藏营”“脾主肌肉、四肢”的理论，进行辨证论治。

(2) 外科、皮肤科：急性胰腺炎（水肿型、出血型）、溃疡病穿孔、急性胆系感染、急性肠梗阻、急性阑尾炎或穿孔腹膜炎，以及术后腹胀等，常出现阳明腑实证，用各种清热、理气通下法，可获得显著疗效。而以上诸病症的慢性过程，则常呈脾虚气滞的病理表现，治宜健脾理气。

血精常见于精囊炎，长期血精可出现心脾两虚，进而气不摄血、脾不统血，以致病情加重，病情迁延，可用归脾汤治疗；如中气不足、气虚下陷者，宜用补中益气汤为主，再加芡实以益脾固肾。慢性前列腺肥大并发尿潴留，常出现脾虚气陷证，尤其是老年患者则更为明显，用补中益气汤加减治疗取得了疗效。

乳房属阳明胃经。急性乳腺炎常呈阳明经热证，用清胃泻热法治疗可获得疗效；也有脾虚气滞者，用理气健脾的陈皮合甘草治疗。乳腺小叶增生，中医学谓之“乳癖”，多与脾虚肝郁、气滞痰结有关，用健脾疏肝、理气化痰之丹栀逍遥丸、十六味流气饮等治疗，每能获效。

对骨髓炎、湿疹、皮肤瘙痒、疮口久不收敛、疮面灰白、疮口或创面分泌物清稀等，可依据“脾主运化”“脾主肌肉”“脾主湿”等理论，选用健脾祛湿，健脾生肌的方药治疗。

(3) 妇产科：妇科的经、带、胎、产，以及其他杂病，与脾胃的关系非常密切，常呈现各种脾胃虚实的病理变化，宜采用不同的调理脾胃方法治疗。

月经病中的月经不调、崩漏、闭经、痛经、绝经等，常因脾虚而无以生气血、脾虚血失统摄或脾虚痰湿阻滞所致，宜用归脾汤、补中益气汤、香砂六君子汤加味治疗。

带下病常呈脾气虚弱和脾湿下注，治宜健脾益气或补脾燥湿，如完带汤。

妊娠病的胎动不安、流产、恶阻、肿胀、羊水过多、小便不通和失禁，可出现脾虚气弱或血虚、脾虚痰阻、脾虚湿停、胃阴不足、脾虚气陷等病理变化，可用泰山磐石饮、安胎饮、香砂六君子汤、橘皮竹茹汤、全生白术散合防己黄芪汤或五皮饮加味、补中益气汤等治疗。

产后出血、产后尿潴留或小便失禁，可出现脾虚失摄、脾虚气陷等病理，应用补中益气汤加减治疗。

妇科其他杂病，如阴吹有胃气下泄和脾虚气陷的不同。子宫脱垂用补中益气汤为主治疗；子宫肌瘤用四君子汤加三棱、莪术治疗取得疗效。

(4) 儿科：小儿“脾常不足”，因此“脾胃绵脆，易饥易饱，易虚易实，无论外感与内伤，均可引起脾胃疾病”(杨如桂语)。小儿外感病的高热，常表现为阳明经证或阳明腑实证；对易感小儿，依据“脾为卫之源”的理论，用健脾固卫治疗，有预防和减少发作，或使发作易愈的作用。小儿肺炎、支气管炎可呈肺热腑实证，用清肺通腑法治疗，可取得显效。小儿肝炎、菌痢，常表现为脾胃湿热；小儿泄泻、疳证、厌食等则多呈脾虚失运；而小儿口疮有脾胃积热和脾虚火郁之分。胎黄，相当于西医的“新生儿黄疸”，是脾胃湿热蕴结所致，治以清热利湿为主。小儿急性肾炎的治疗多用清热利湿或健脾利湿法；小儿杂病多以四君子汤为主预防婴儿营养性贫血；健脾祛湿方治疗脾虚湿重型发声嘶哑；心肌炎、小儿血小板减少症、过敏性紫癜、脑功能障碍综合征、佝偻病等，都有用健脾益气法治愈的报道。

(5) 五官科：口腔病，包括唇、舌、牙、龈及口腔黏膜等的疾病。由于“脾主口……在窍为唇”“足太阴脾经之脉，连舌本，散舌下”和“手足阳明经入上下齿”，所以口腔病与脾胃有密切关系。咽为胃所属，但咽与喉相近，因此胃之邪亦常及于喉；扁桃体炎、梅核气、慢性咽炎、声带病等常有胃热、脾虚、湿热、痰阻和阴虚等病理变化。

鼻虽为肺所主，但肺气之充实，有赖脾化生水谷之气以供养；且脾统血，而鼻为血脉多经之处；足阳明胃经，起于鼻之交頞中，下循鼻外，因此有些鼻病也呈脾或胃的病理变化。

耳为肾之外窍，然先天亦需靠后天供养；且足阳明胃经布于耳前，所以耳病也有由脾胃病变所致者。中耳炎、耳鸣、梅尼埃病等病症，均可出现“胃火上炎”“肝脾湿热”和“脾虚气陷”或“脾虚痰阻”等病理现象。

眼睑为肉轮，属脾；视网膜黄斑区属脾(陈达夫提出)；足阳明胃经入目内眦，因此，眼病可以表现出各种脾胃病理变化。治疗则采用内服药，或配合外用药。眼睑病的睑腺炎、眼睑下垂等，有痰湿互结和脾虚气弱等病理变化。结膜炎多与脾胃湿热有关。眼底病有的依全身症状辨证论治；有的依眼底病变辨证论治。中心性视网膜炎涉及脾、胃病理变化的有两种：脾虚湿阻和胃热滞络，采用健脾利湿或清胃泻热方法治疗。

(6) 肿瘤科：肿瘤的发生、发展与脾胃的关系十分密切。研究资料表明，各种肿瘤的病理表现都不同程度地涉及脾胃。因此调理脾胃成为治疗肿瘤的重要环节。从近几年中医药治疗肿瘤的趋向看，"扶正"治疗越来越被重视，其中的补脾和养胃已成为主要治法。

在对肿瘤进行化放疗的同时，配合中药健脾益气或清胃育阴，不仅能减轻和纠正副反应，且能提高人体的耐受性和提高疗效。化放疗的毒副反应表现在脾胃有实有虚，如口干、咽痛、口疮、腹痛、尿频、呕逆等，多为胃热阴虚；而头晕、肢乏、纳差、便溏、白细胞减少等，常为脾虚气血不足；也有脾气胃阴两虚。

2. 脾胃方剂的运用

选代表方剂 10 个，从中可以理解脾胃方剂的意义。

(1) 四君子汤(《太平惠民和剂局方》)：用于脾气虚之慢性胃炎、胃溃疡、肠易激综合征、慢性肠炎、痢疾、慢性肝炎、贫血等。

(2) 参苓白术散(《太平惠民和剂局方》)：用于脾虚湿阻之慢性胃炎、胃肠功能紊乱、肠炎、慢性肝炎、肝硬化、慢性胰腺炎、肿瘤、放射病等。

(3) 补中益气汤(《脾胃论》)：用于脾虚气陷之胃下垂、胃黏膜脱垂、慢性胃炎、消化性溃疡、慢性肠炎、慢性菌痢、肠易激综合征、脱肛、便秘、慢性肝炎、口疮、白细胞减少、放射病等。

(4) 清胃散(《兰室秘藏》)：用于胃热阴虚之口腔溃疡、牙龈炎、胆囊炎、细菌性痢疾等。

(5) 白虎汤(《伤寒论》)：用于阳明热盛之高热、口腔炎、牙龈炎、急性化脓性扁桃体炎、肠伤寒等。

(6) 大承气汤(《伤寒论》)：用于胃腑热结之口腔溃疡、急性单纯性肠梗阻、粘连性肠梗阻、蛔虫性肠梗阻、肠套叠、肠麻痹、急性阑尾炎、急性胆囊炎、急性胰腺炎、肝炎、肝性脑病、术后腹胀、残胃无张力等。

(7) 归脾汤(《济生方》)：用于心脾两虚之神经衰弱、脑外伤综合征、椎管内麻醉后的头晕头痛、贫血及再生障碍性贫血、血小板减少性紫癜、功能性子宫出血及崩漏、更年期综合征、冠心病、心律失常、高血压、甲状腺功能亢进、胃溃疡等。

(8) 苓桂术甘汤(《金匮要略》)：用于脾阳虚、痰湿阻之眩晕、慢性支气管炎、哮喘、充血性心力衰竭、溃疡病、神经性呕吐、胃肠神经症、慢性肾炎、关节炎等。

(9) 二妙丸(《丹溪心法》)：用于脾胃湿热之泌尿系感染、崩漏、白带过多、口腔溃疡、胃痛、肠炎、痢疾、肝炎、坐骨神经痛、湿疹等。

(10) 黄土汤(《金匮要略》)：用于脾阳虚、血亏之上消化道出血、痔出血、鼻出血、肺出血、尿血、功能性子宫出血、先兆流产、血小板减少性紫癜、慢性非特异性溃疡性结肠炎、肠结核等。

四 从临床调查看

20 世纪 90 年代初，福建组织全省 18 所中医医院等，在内科调查了 400 例脾胃湿热证。

1. 中医的病、系

(1) 病 43 种(按例数列示)：胃痛、胁痛、黄疸、痞满、水肿、眩晕、痹证、便血、咳嗽、泄泻、腹痛、淋证、喘证、腰痛、怔忡、消渴、头痛、胸痛、感冒、尿浊、鼓胀、呕吐、吐血、不寐、痢疾、湿温、阳痿、便秘、口疮、肠虫、吐酸、肺痨、咳血、遗精、尿血、中风、虚劳、狐惑、风湿、麻疹、鼻衄、癃闭、郁证。

(2) 系 7 个：以脾胃系占首位(32.6%)，后序是肺系(20.9%)、肾系(16.3%)、肝胆系(14.0%)、津液系(7.0%)、经络肢体系(4.6%)、心系(4.6%)。

2. 西医的病、系

(1) 病 70 种(按例数列示)：慢性胃炎、胃十二指肠球部溃疡、慢性肝炎、急性结肠炎、慢性气管炎、肝胆结石、慢性肾炎、高血压、糖尿病、冠心病、头痛、急性肾炎、肾盂肾炎、乳糜尿、肺结核、湿病、肝硬化、急性肠炎、肠伤寒、上呼吸道感染、类风湿关节炎、前列腺炎、退行性关节病、风湿性心脏病、神经症、急性阑尾炎、十二指肠球炎、渗出性胸膜炎、急性胰腺炎、支气管哮喘、肠道寄生虫、肋间神经痛、血小板减少性紫癜、尿毒症、肾结石、尿道感染、脂肪肝、胃下垂、口腔溃疡、肺气肿、慢性鼻炎、肾囊肿、眩晕、肝脓疡、胆道蛔虫、胃息肉、胃癌、胃扩张、菌痢、胰头癌、食道炎、肺炎、麻疹、淋病、脑梗死、脑出血、低血压、脑震荡、高血脂、贫血、荨麻疹、贲门失弛缓症、老年性便秘、支气管扩张、脑动脉硬化、末梢神经炎、更年期综合征、白塞综合征、胃溃疡、痛风。

(2) 系 11 个：主要是消化系(38.9%)，后序是呼吸系(13.9%)、泌尿系(13.9%)、循环系(11.1%)、神经系(8.3%)、代谢系(4.1%)、血液系(2.8%)、结缔组织系(2.8%)、内分泌系(1.4%)、免疫系(1.4%)、骨关节系(1.4%)等病。

五　从实验研究看

1. 脾胃虚实证

(1) 脾虚证： 与消化、神经、内分泌、造血、能量、水液代谢、免疫和肌肉运动等功能有关，还有一定的组织病理变化。

1）消化吸收功能：脾气虚多出现胃肠蠕动亢进(X线钡餐透视见溃疡病、慢性腹泻)，胃液和胃酸分泌增多(溃疡病、慢性胃炎)。实验室检查见唾液淀粉酶(溃疡病、慢性气管炎、功能性低热)，胃蛋白酶(小儿营养不良)，胰淀粉酶(慢性痢疾、慢性腹泻)活性低、血清白蛋白降低(慢性肝炎)。还出现木糖试验小肠吸收功能低下(慢性气管炎)，粪便有大量未消化的食物和脂类物质(慢性气管炎)。脾气滞则表现胃肠蠕动减慢，胃液和胃酸分泌减少(溃疡病)。可见脾与胃、肠、肝、胰(外分泌)等消化器官有关。

2）神经功能：脾虚寒多呈现中枢神经系统抑制过程较强(脑电图检查示溃疡病)，副交感神经功能偏亢(溃疡病、慢性支气管炎)，尤其是腹腔副交感神经功能偏亢。同时体表血管功能呈交感神经功能偏亢(慢性支气管炎)；也有认为是自主神经功能紊乱(慢性痢疾)。脾气滞多表现交感神经功能偏亢，或交感神经、副交感神经功能均偏亢。

3）内分泌功能：脾气虚可出现肾上腺皮质功能低下。如脾虚痰湿型的慢性气管炎患者，血浆中皮质醇含量显著低于正常；脾虚的溃疡病、慢性气管炎患者，尿17-羟类固醇的排泄量亦见偏低。脾虚泄泻的患者，尿中17-羟类固醇的排泄量亦较正常人为低，但也有报道与正常人无显著差别。

4）造血功能：贫血、血小板减少、白细胞减少等患者，常表现为脾虚证。

5）能量代谢功能：脾虚可出现血清白蛋白减少(多见小儿营养不良、妊娠中毒水肿)，基础代谢降低(多见慢性痢疾)。

6）水液代谢功能：水肿患者中脾气虚是常见的证型。

7）免疫功能：脾虚可出现白细胞偏低(多见于慢性痢疾、小儿慢性腹泻、小儿营养不良)，细胞免疫功能低下(多见于慢性支气管炎)。免疫功能表现为T淋巴细胞比值偏低，淋巴母细胞转化率亦低，迟发性超敏反应低下；肠黏膜活检(多见于慢性腹泻)有淋巴细胞增多，少量浆细胞和嗜酸细胞；也有报道肠道内 IgA 减低(多见于慢性溃疡性结肠炎)。

8) 肌肉运动功能：益气健脾药能增加实验动物的体重，能延长实验动物游泳中溺水的时间，具有增强肌张力的作用；健脾升提药等有增强平滑肌的作用，对子宫及其周围组织有兴奋作用。

9) 病理组织学方面：脾虚在慢性气管炎病中支气管黏膜常呈增生、肥厚，尤以黏液腺的增生、肥厚显著；慢性肝炎则表现肝组织呈肝细胞变性，或伴轻微炎症；在肝硬化、胰腺纤维化腹泻、消化性溃疡病等疾病中，常见该器官组织细胞的变性萎缩，代之以纤维化结缔组织。

(2) 脾胃湿热证：观察慢性胃炎脾胃湿热证(209 例)与脾胃气虚证(190 例)有关指标变化，并与正常组对照，经统计学处理有显著性意义的结果如下。

1) 脾胃湿热证组：慢性浅表性胃炎、活动性胃炎占多数(分别为 67.94%、83.30%)；Hp 感染率高(69.75%)；胃酸分泌增高的多(46.67%)；迷走神经兴奋性增高为主。免疫功能表现为 T 淋巴细胞亚群(OKT3、OKT4、OKT4/OKT8 比值)多数正常(分别占 67.0%、95.0%、87.0%)，淋巴细胞转化率也多数正常(68.0%)；免疫球蛋白 IgG 显著增高(脾胃湿热证组为 12.9±5.1 g/L，正常组为 10.7±1.9 g/L)，补体 C3 高于脾胃气虚证组(脾胃湿热证组为 1.3±0.5 g/L，脾胃气虚证组为 1.0±0.5 g/L)，BF 高于正常组(脾胃湿热证组为 0.3±0.1 g/L，正常组为 0.2±0.1 g/L)，循环免疫复合物显著增高(脾胃湿热证组为7.3±5.3 OD，正常组为 4.1±1.4 OD)；红细胞膜 Na^+-K^+-ATP 酶活性，基础和胰岛素刺激后均显著增高(脾胃湿热证组基础为 1.50±0.47 OD，刺激后为1.991±0.51 OD；正常组基础为 1.19±0.40 OD，刺激后为 1.61±0.49 OD)；红细胞 ATP 含量，基础和胰岛素刺激后均高于脾胃气虚证组(脾胃湿热证组基础为 0.19±0.06 OD，刺激后为 0.27±0.09 OD；脾胃气虚证组基础 0.12±0.11 OD，刺激后为 0.13±0.11 OD)；24 小时尿 17-羟类固醇含量正常(脾胃湿热证组为 7.46±2.77 mg，正常组为 7.78±2.06 mg)。

2) 脾胃气虚证组：慢性萎缩性胃炎、非活动性胃炎占多数(分别为 66.32%、78.90%)；Hp 感染率低(28.75%)；胃酸分泌以低酸较多(33.34%)。免疫功能表现为 T 淋巴细胞亚群大多数低下(OKT361.5%，OKT456.4%，OKT4/OKT8，比值 61.5%)，淋巴细胞转化率多数低下(62.5%)；免疫球蛋白 IgG (8.9±4.7 g/L)低下，补体 C3 亦低(脾胃气虚证组为 1.0±0.5 g/L，正常组为

1.2±0.1 g/IL)，BF 显著增高 0.4±0.1 g/L，循环免疫复合物正常(4.1±3.0 OD)；红细胞膜 Na^+-K^+-ATP 酶活性，脾胃气虚证组基础正常(1.11±0.69 OD)，胰岛素刺激后(1.11±0.69 OD)较正常组低；红细胞 ATP 含量，脾胃气虚证组基础(0.12±0.11 OD)和胰岛素刺激后(0.13±0.11 OD)均低，正常组基础为 0.18±0.06 OD；24 小时尿 17-羟皮质类固醇含量(5.24±1.71 mg)低下。

2. 脾胃方剂的药理作用

以临床应用的 10 个代表方为例，示每方剂的药理作用具多方面效用。

(1) **四君子汤**：能调节胃肠运动，促进消化、吸收，抗溃疡，提高免疫功能，抗肿瘤，抗突变，促进组织代谢，增强垂体、肾上腺皮质系统功能，升高血压，抗血小板聚集，护肝。

(2) **参苓白术散**：能调节胃肠运动、增进肠道吸收。

(3) **补中益气汤**：能调节胃肠运动、胃液分泌、胰腺分泌，抗溃疡，抗胃黏膜损伤，抗肿瘤，抗突变，保肝等作用；还有调节免疫，促进代谢，耐缺氧，强心，升高血压等功能，能明显提高环磷酰胺抗癌活性，抑制金黄色葡萄球菌。

(4) **清胃散**：有抑菌、抗炎、镇静、止血和增强免疫功能等作用。

(5) **白虎汤**：有解热、抗病毒、抗炎等作用。

(6) **大承气汤**：有兴奋肠管，增加胃肠道推进功能和肠道血流量，抗炎，抑菌，解毒，增强肠道平滑肌细胞的电兴奋性，增加肠肽、胃动素释放量，促进实验性肺损害修复，升高血清锌浓度和超氧化物歧化酶活性等作用。

(7) **归脾汤**：有抗休克、激活胆碱能神经功能低下、改善学习和记忆能力、增强免疫、调节中枢神经功能，且有增进人造血功能等。

(8) **苓桂术甘汤**：有利尿、祛痰止咳、镇静镇痛、强心、改善消化系统功能、抗炎、抗过敏等作用。

(9) **二妙丸**：有镇静、解痉、抑制胃肠蠕动、解热、抗溃疡和抗炎等作用。

(10) **黄土汤**：有止血、增强免疫、抗炎、抗菌等作用。

六　认识与建议

1. 认识

从以上 5 个方面看，中医脾胃的含义如下。

① 与消化系统密切相关，与其他系统也有一定关系。② 多示功能变化，也有一定组织改变。③ 特有的病理表现。④ 疾病发展的中间型。

2. 建议

中华中医药学会脾胃病分会对推动脾胃理论的研究和中医脾胃理论在消化系统疾病的应用，发挥了不可替代的作用。为了落实对中医药这个瑰宝"保护好、传承好、发展好"的教导，建议学术交流增设"脾胃论坛"，让多学科、各方面对中医脾胃进行学术探讨和交流，让中医脾胃学说实现"创造性转化""创新性发展"。